MÉMOIRES

DE

MÉDECINE.

Cet Ouvrage se trouve chez les Libraires ci-après :

A Montpellier , chez GABON et Ce , et chez SEVALLE ;

A Paris , chez GABON et Ce , et chez BECHET jeune ;

A Strasbourg , chez LEVRAULT , et chez TREUTTEL et WURTZ ;

A Lyon , chez PERISSE frères , et chez MAIRE ;

A Bordeaux , chez GAYET , et chez BAUME ;

A Toulouse , chez GALLON-FATOU , et chez SENAC ;

A Nantes , chez BUSSEUIL ;

A Marseille , chez CHAIX , et chez CAMOIN frères ;

A Nismes , chez GAUDE ;

A Avignon , chez SEGUIN ,

Et chez les Libraires des principales villes de la France et de l'Étranger.

On le trouve aussi chez l'Auteur , à Sauve , département du Gard.

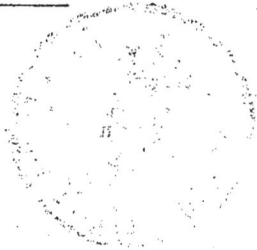

MÉMOIRES

DE

MÉDECINE.

PREMIER MÉMOIRE,

IRRITATION ET PHLEGMASIE.

CAUSES, CARACTÈRES, EFFETS, TRAITEMENT DE CES AFFECTIONS;
EXAMEN DES PRINCIPES D'UNE NOUVELLE DOCTRINE A CET ÉGARD.

PREMIÈRE PARTIE,

IRRITATION.

Par J.-B.-E. DEMORCY-DELLETRE,

Docteur en Médecine de Montpellier, Médecin-Inspecteur des Eaux
minérales de Fonsanche, associé de la Société de Médecine pratique de
Montpellier, et de la Société de Médecine du Gard.

Rem verbis conjungimus.
BALLON. Defin. med.

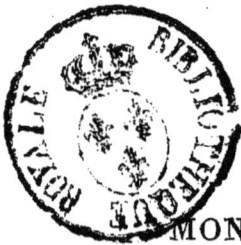

MONTPELLIER,

IMPRIMERIE DE M.me V.e PICOT, née FONTENAY, seul imprimeur du Roi.

1824.

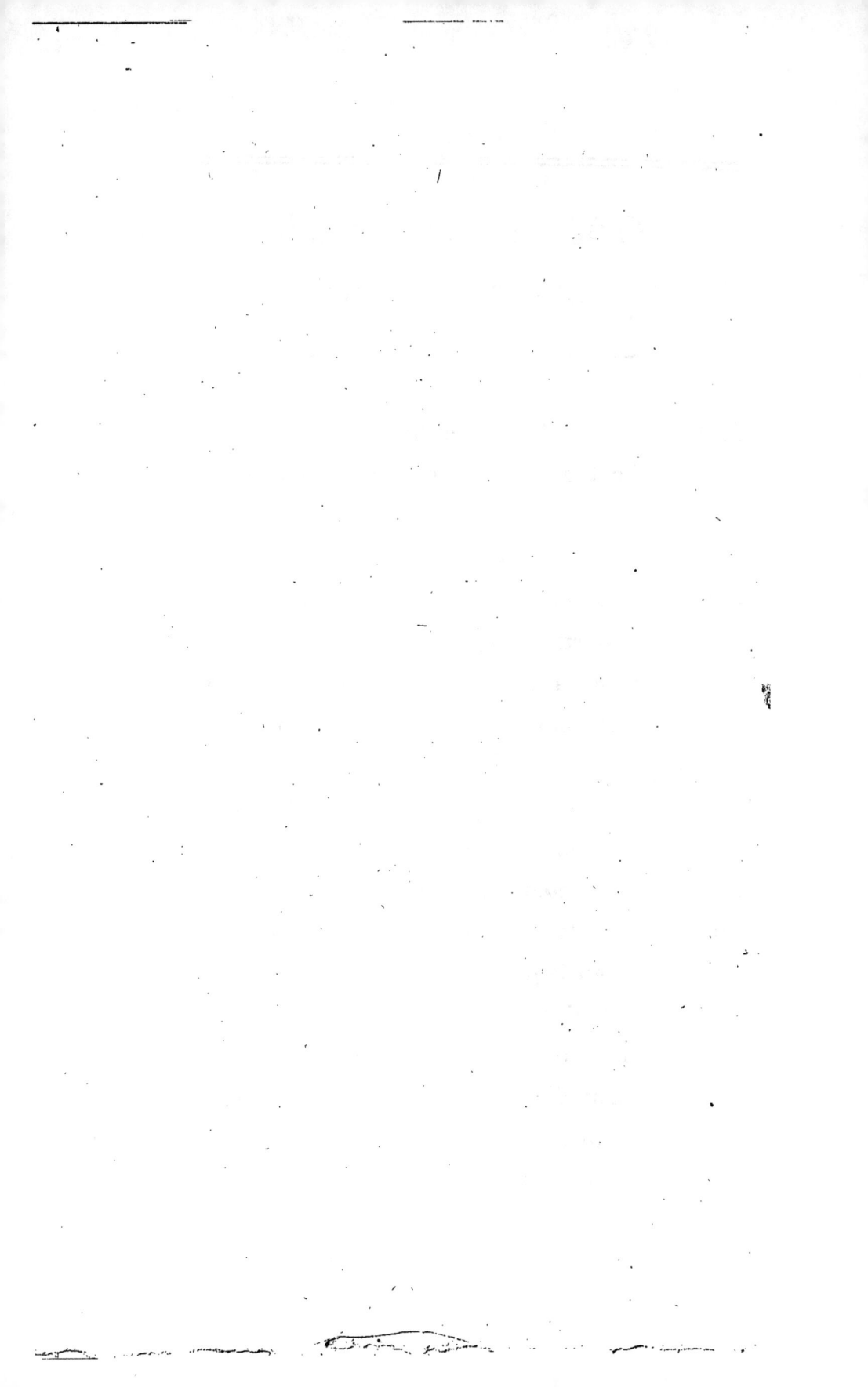

OBJET ET PLAN

DE CES MÉMOIRES.

LA Société de Médecine du Gard proposa, dans
le mois d'octobre 1821, une question conçue en
ces termes :

« Indiquer le sens précis et distinct que l'on
» doit attacher en pathologie, aux termes de phleg-
» masie et d'irritation; en tirer des conséquences
» utiles pour la médecine-pratique et propres à
» faire cesser toute confusion à cet égard. »

J'essayai de répondre à cette question, qui me
parut intéressante sous plusieurs rapports. Mais mes
autres occupations ne m'ayant pas permis de la
résoudre complétement, dans le délai prescrit, je ne
pus adresser à la société du Gard qu'un mémoire in-
complet, pour lequel je gardai l'anonyme. Ce frag-
ment, quoiqu'il ne dût pas être admis au concours,
puisqu'il ne répondait qu'à une partie de la question,
fut cependant distingué parmi les mémoires, au
nombre de quatorze, qu'avait reçus la Société. Elle
s'exprime à ce sujet de la manière suivante, dans le

programme de son jugement du 2 décembre 1822 :

« L'auteur du mémoire n.° 9, avec cette épigraphe:
» *Rem verbis conjungimus*, avait traité la première
» partie sous toutes ses faces et avec une habileté
» qui a fait regretter vivement qu'il n'ait pas eu le
» temps de s'occuper de la seconde. »

Encouragé par des expressions aussi flatteuses,
j'ai continué mon travail; et le mémoire dont je
publie aujourd'hui la première partie, est tel que
je l'aurais adressé à la Société de Médecine du Gard,
si j'avais eu le temps de le terminer à l'époque
qu'elle avait fixée.

Dans cette première partie, je considère l'irritation sous tous ses rapports avec les causes et avec
les autres élémens des maladies. Les faits me conduisent ainsi à établir que si cette affection est un
des élémens d'un très-grand nombre de maladies,
elle n'en constitue pas toujours la nature ou la cause
essentielle ; qu'elle est l'effet de beaucoup de causes
différentes, la cause de beaucoup d'effets qui présentent souvent aussi entr'eux de grandes différences;
que les causes dont elle dépend, ne se bornent pas
toujours à la produire elle seule; que ses effets se
trouvent souvent confondus avec d'autres; et qu'il

faut savoir la distinguer de toutes ses complications,
pour s'en faire une juste idée; pour ne pas lui attribuer indistinctement tous les phénomènes des maladies, pour ne pas confondre les indications qu'elle
présente elle-même, avec celles qui se déduisent des
autres élémens des maladies, sans négliger cependant
son influence sur un grand nombre de ces élémens.

La phlegmasie est une affection moins simple que
l'irritation. Elle constitue elle seule une maladie; mais
elle est le plus ordinaire et le plus simple des effets
de l'irritation. Elle peut, comme celle-ci, se trouver
confondue avec des effets très-différens. C'est de l'ap-
préciation de ses vrais caractères, de la distinction
e ses complications, nécessaires pour ramener la
hlegmasie à son état de simplicité parfaite, pour
en fixer avec précision le diagnostic, le prognostic
et le traitement, dont je m'occuperai principalement
ans la seconde partie de ce mémoire. Cette seconde
partie sera mise sous presse immédiatement après
la publication de celle-ci.

Avec quelques détails cependant que j'aie pu traiter
dans ce mémoire, la question proposée par la Société
de Médecine du Gard, ils me paraissent insuffisans
pour dissiper tous les doutes qui peuvent s'élever sur

plusieurs des objets importans auxquels se rattache, plus ou moins directement, cette question. Ceux de ces objets qui n'auront pas dû être discutés ici d'une manière particulière, le seront plus profondément dans des mémoires subséquens, dans lesquels je traiterai de la fièvre et de ses rapports avec les affections locales, des différences des maladies, des principes de la thérapeutique.

Ces mémoires seront publiés successivement, dans le plus court délai possible. Les deux premiers suffiront pour terminer les discussions relatives à la nouvelle doctrine dite physiologique. Les derniers auront pour objet le développement des principes, indépendans de cette doctrine, établis dans les premiers mémoires, et particulièrement les applications de ces principes à la médecine pratique.

Une grande question est soumise, depuis quelques années, aux réflexions de tous les médecins. C'est celle de savoir s'il faut abandonner, oublier tous les principes que les hommes, jusqu'à présent les plus célèbres, avaient déduits de l'observation de tous les siècles, pour adopter exclusivement la doctrine que l'on veut mettre à leur place, ou s'il faut rejeter entièrement celle-ci ; si elle ne peut être d'aucun

avantage ; si elle n'ajoute rien d'important aux préceptes déjà connus.

Tous les médecins, jaloux d'exercer dignement
leur profession, et de ne rien négliger de ce qui
peut intéresser l'honneur et la certitude de leur
art, ont sans doute examiné avec attention les pièces
de ce grand procès. Plusieurs médecins distingués
ont déjà soumis à une critique judicieuse, les principes de cette doctrine. Ce n'en est pas moins, cependant encore, ce me semble, un véritable service
à rendre à la science et à l'humanité, que de réunir
et de discuter avec impartialité les faits et les motifs
qui doivent décider la question.

Cet examen me paraît nécessaire pour dissiper
l'incertitude dans beaucoup d'esprits, pour mettre
les uns à l'abri de l'influence des préjugés, pour
prévenir les autres contre les prestiges de l'enthou-
siasme. Il devrait surtout avoir pour résultat, de
fixer l'opinion d'une manière invariable, s'il est
possible, sur les sujets mis en discussion.

La séduisante simplicité d'un système qui aplanit,
en apparence, les plus grandes difficultés de l'étude
de la science et de la pratique de l'art, ne peut
manquer de lui faire des partisans qui, l'adoptant

sans aucune restriction, en. pousseront les conséquences peut-être même au-delà des vues de son
auteur. Or, de combien d'abus, osons même le dire,
de combien de malheurs ne peut-il pas alors devenir
la source ?

D'un autre côté, des vérités nouvelles, ou que l'on
présente comme telles, peuvent être rejetées, par
cela seul qu'elles paraissent en opposition avec des
opinions depuis long-temps accréditées, avec des au-
torités depuis long-temps respectées. Elles peuvent
demeurer sans utilité pour un grand nombre, parce
qu'il est difficile de les séparer des erreurs au milieu
desquelles elles se trouvent cachées ; et, sous ce rapport encore, un examen approfondi de la nouvelle
doctrine, peut conduire à corriger des abus ; il peut
amener à des développemens utiles sur plusieurs
points importans de théorie et de pratique.

Enfin, la discussion d'une doctrine qui ne tend
à rien moins qu'à ébranler tous les principes adoptés,
doit nécessairement avoir des résultats d'un intérêt
général. Si elle démontre l'erreur ou l'exagération
de la doctrine qui lui est soumise, cette discussion
doit surtout, pour être véritablement utile, mettre
à la place de cette doctrine une théorie différente

qui n'ait aucun des vices de la première. Elle doit montrer quels sont les vrais principes de la science, dégagés de tout ce que chaque secte a voulu leur ajouter d'hypothétique et d'incertain.

La seule doctrine qui adopte la vérité partout où elle la trouve, qui rejette l'erreur partout où elle la reconnaît, semble emprunter de tous les systêmes, sans appartenir à aucun. Mais c'est bien plutôt elle-même qui fournit à tous les systêmes les principes et les faits dont ils abusent souvent, puisqu'elle seule se compose de toutes les vérités, de tous les faits que l'observation et l'expérience ont pu découvrir.

Un des principaux caractères de cette doctrine, est d'exposer les faits avec exactitude et dans tous leurs détails, de n'en négliger aucun, d'en distinguer tous les élémens, de les comparer avec soin sous tous leurs rapports, d'en montrer toutes les analogies et toutes les différences. Un de ses caractères les plus importans, est aussi d'attacher aux noms qui désignent ces faits ou leurs élémens, une signification précise et bien déterminée.

Il faut connaître tous les faits, et dans chacun tous les élémens dont il se compose, pour déduire, de leur comparaison, des conséquences vraies et certaines. Si nous n'avons pas sur tous ces faits, sur tous leurs élémens, des connaissances également exactes, on espère vainement de remplacer celles qui manquent, soit en mettant à leur place des suppositions ou des hypothèses, soit en exagérant au-delà de leurs bornes naturelles, les applications de quelques-unes de nos connaissances les plus certaines. L'une et l'autre méthode conduisent également à l'erreur. Il est entr'elles une voie difficile à suivre, mais qui nous fait approcher le plus près possible de la vérité sans nous égarer. Une logique sévère peut seule nous guider sûrement dans cette voie.

Cette logique médicale, à laquelle nous devons tous les vrais principes de la science et de l'art, peut seule nous apprendre à profiter, sans jamais en abuser, de toutes les connaissances acquises, de tous les faits connus. Elle seule nous enseigne à suppléer, autant qu'il est possible, à l'imperfection de beaucoup de connaissances rationnelles, par le nombre et la variété des rapprochemens et des comparaisons. (*Voy. mon Essai sur l'analyse appliquée au perfectionnement de la Médecine. Paris*, 1810.) Elle seule peut donner au langage de la science, cette précision sans laquelle la confusion se répand dans tous les principes.

La médecine n'aurait jamais fait que des progrès certains, si l'on n'avait pas si souvent abandonné cette logique sévère à laquelle doivent être soumis tous les résultats de l'observation et de l'expérience, pour en déduire des principes certains. Il n'est aucun système, aucune théorie dont elle ne dévoile les vices, dont elle ne montre les avantages. Il n'est aucune découverte dont elle ne puisse faire connaître l'utilité, dont elle ne puisse prévenir les abus. Démoner, non par des raisonnemens abstraits, mais par es applications ou par des exemples, l'importance la nécessité de cette logique médicale, sera le but rincipal de ces mémoires.

Les fausses définitions des noms abstraits ou gééraux qui servent à désigner les classes ou les genres e phénomènes pathologiques, sont souvent la source s erreurs les plus dangereuses. C'est aussi en dérminant, avec plus d'exactitude qu'on ne l'a fait squ'à présent, la véritable signification des prinpaux de ces noms, surtout de ceux d'irritation, e phlegmasie et de fièvre, que nous espérons jeter n nouveau jour sur des vérités importantes, mais

imparfaitement aperçues ; fixer des distinctions encore vaguement établies ; déterminer le degré de
précision et d'exactitude d'un grand nombre de
principes, sans jamais dépasser les bornes des connaissances les plus certaines, sans l'appui d'aucune
supposition, d'aucune hypothèse.

C'est de cette exactitude rigoureuse à déterminer
la véritable signification des noms abstraits sur lesquels roule la doctrine physiologique, que nous
déduirons aussi le jugement des principes de cette
doctrine.

« Nous saurons nous servir des mots, dit Condillac
» (*Logique*, *chap.* 5, *p.* 153), lorsque au lieu d'y
» chercher des essences que nous n'avons pas pu y
» mettre, nous n'y chercherons que ce que nous y
» avons mis, les rapports des choses à nous et ceux
» qu'elles ont entr'elles. »

Cette vérité est surtout applicable aux noms des
maladies ou de leurs élémens ; car l'essence de ces
objets n'est pas moins cachée que celle des autres
phénomènes de la nature. Nous ne connaissons
réellement que leurs rapports avec nous et ceux
qu'ils ont entr'eux, c'est-à-dire, leurs caractères
connus, causes ou effets que nous pouvons observer

pendant tout le temps de leur durée et même après
leur terminaison, voilà leurs rapports avec nous : les
analogies et les différences que la comparaison exacte
de tous ces caractères peut nous faire découvrir,
voilà leurs rapports entr'eux.

Les noms des maladies ou des divers genres de
phénomènes pathologiques, ne peuvent et ne doivent donc être que les signes commémoratifs de ces
deux ordres de rapports. Dans ce sens, ces noms
ont une signification déterminée et constante. Ils
sont également entendus par tous les médecins. Ils
suffisent à la science pour indiquer, sans équivoque
et sans confusion, les objets dont elle s'occupe. Ils
ne peuvent jamais induire en erreur ceux qui ont
appris à les bien comprendre, et à ne les appliquer
qu'aux choses auxquelles ils appartiennent.

Mais lorsque ces mêmes noms, au lieu de servir à
désigner ainsi des choses réelles et connues, sont
employés pour désigner l'essence inconnue de ces
mêmes choses, leur définition est nécessairement
vague, incertaine, souvent hypothétique, au moins in-
complète et toujours variable. Comment pourraient-
ils avoir une signification constante et déterminée ?
Chacun les définit à sa manière. Il n'est point d'erreur

qu'ils ne puissent servir à propager, point de faux raisonnement que l'on ne puisse en déduire ; et l'on finirait bientôt par ne plus s'entendre, si , au milieu de tous les faux systêmes, la saine et pure doctrine que suivent les médecins sages , ne conservait à chaque nom sa véritable signification.

S'il importe cependant de ne pas attacher aux noms des maladies, des idées différentes de celles des rapports que l'observation et l'expérience peuvent nous faire connaître, il n'est pas moins important d'attacher à chacun de ces noms l'idée de tous ces rapports, sans en excepter aucun. Des définitions incomplètes ou insuffisantes n'induisent pas moins en erreur que si elles étaient fausses ou inexactes , puisqu'elles nous présentent aussi les objets autrement que ce qu'ils sont.

Deux abus se présentent ainsi à éviter dans la manière de raisonner en médecine : l'un de dépasser les bornes des connaissances certaines ; l'autre de négliger une partie de ces connaissances. Le premier est évident dans les définitions hypothétiques , dans celles où l'on croit pouvoir déterminer, sans preuves suffisantes, la nature ou l'essence des maladies. Le second se reconnaît dans les définitions incomplètes, dans celles où l'on choisit, à volonté, un seul ou un petit nombre des caractères ou des élémens d'une affection pathologique, sans faire aucun cas des autres.

Toutes les théories, toutes les doctrines qui ont pour base de pareilles définitions, ont beau être présentées comme les résultats les plus rigoureux de la méthode la plus exacte, appliquée aux faits les mieux observés ; elles ne sont que les fruits des abus de cette méthode.

La nouvelle doctrine dite physiologique, présente beaucoup d'exemples de ces abus. L'auteur de cette doctrine ne s'est pas égaré, comme tant d'autres, en imaginant des hypothèses, pour paraître agrandir l'étendue de nos connaissances. Ses erreurs proviennent principalement, au contraire, de ce qu'il a rejeté, comme inutiles, un grand nombre de connaissances très-importantes, pour donner une extension vicieuse aux conséquences de quelques vérités utiles. Il n'a considéré les faits que sous un petit nombre de leurs rapports. Il a appauvri la science, pour lui donner l'apparence d'une simplicité qu'elle ne peut pas avoir.

Les applications de la physiologie à la pathologie, sont sans doute nécessaires, importantes, toutes les fois qu'elles sont possibles. Il n'est aucun médecin à qui de pareilles applications ne soient familières; mais il n'en est aucun non plus, s'il est de bonne foi, s'il est réellement instruit, s'il sait observer et réfléchir, qui ne rencontre un grand nombre de cas pathologiques sur lesquels la physiologie ne peut jeter qu'une lumière bien incertaine, soit pour les expliquer, soit pour en prévoir les suites, soit pour en diriger le traitement.

Les connaissances acquises en physiologie sont évidemment encore suffisantes pour rendre raison de toutes les variations des phénomènes de la vie, même dans l'état de santé. Comment pourraient-elles suffire pour distinguer toutes les véritables causes des anomalies singulières que présentent ces mêmes phénomènes dans l'état de maladie, pour indiquer les moyens capables de les rétablir dans leur ordre régulier? Borner la médecine aux seules applications de la physiologie, encore si éloignée du degré de perfection nécessaire pour qu'elle pût, dans tous les cas, servir de guide au praticien, c'est par conséquent rétrécir considérablement les limites de la science; c'est se priver d'un grand nombre de connaissances qui sont du plus grand intérêt pour la médecine pratique, et qui se déduisent directement de l'observation même et de la comparaison des phénomènes des maladies, de leurs causes, de leurs effets, de tout ce qui exerce sur elles quelqu'influence, de l'expérience relative à leur traitement.

Ce n'est aussi que par une suite de raisonnemens forcés, par l'oubli volontaire d'un grand nombre des élémens des faits, dont la connaissance doit servir de base à ces raisonnemens, que l'on peut paraître trouver tous les principes de la pathologie dans la seule physiologie; que l'on peut se croire fondé à établir une doctrine de la médecine toute physiologique. La doctrine que l'on a décorée de ce beau titre, comme tant d'autres systêmes qu'elle veut remplacer, doit donc présenter des vices et des erreurs qui sont évidemment la suite d'une mauvaise manière de raisonner, d'une fausse logique, appliquée à des faits, souvent d'ailleurs bien vus et bien observés, mais que l'on ne compare pas sous tous leurs rapports, et dont on n'aperçoit ainsi, ni toutes les analogies, ni toutes les différences.

Mes idées à ce sujet ne m'empêchent cependant

pas d'apprécier les talens et les connaissances de l'auteur de cette doctrine. Le point de vue sous lequel il a considéré les faits, l'a conduit, plus d'une fois, à établir des vérités importantes, des préceptes d'une utilité réelle : et je me plairai à le faire remarquer. Mais je ne négligerai rien non plus, à mesure que mon sujet m'en fournira l'occasion, pour démontrer l'erreur et les dangers de cette doctrine, dans tous les points où elle me paraîtra vicieuse. M. Broussais a cru sa probité intéressée à réfuter, sans ménagement, les opinions des auteurs vivans, qui lui paraissent blâmables (Examen des doctr. médic., 2.e éd. préf., p. x.) : il ne peut pas trouver mauvais que l'on parle des siennes avec la même franchise.

IRRITATION

ET

PHLEGMASIE.

CAUSES, CARACTÈRES, EFFETS, TRAITEMENT DE CES AFFECTIONS ; EXAMEN
DES PRINCIPES D'UNE NOUVELLE DOCTRINE A CET ÉGARD.

PREMIÈRE PARTIE.

IRRITATION.

CHAPITRE PREMIER.

Idée générale de l'Irritation.

LE mot irritation, *irritatio*, est employé, en pathologie, pour désigner une affection ou un mode d'action des organes vivans ou de leurs facultés, dont une simple définition ne peut pas donner une idée suffisante, mais qui paraît avoir pour principaux caractères, plus de vivacité, moins de régularité de cette action que dans l'état ordinaire.

Cette modification particulière de l'action vitale

2

des organes est évidemment un des élémens de la plupart des maladies. Elle est souvent au nombre de leurs causes. Elle est elle-même l'effet de causes très-différentes, comme la cause de beaucoup d'effets qui présentent aussi, sous plusieurs rapports, de nombreuses différences.

Abstraction faite des phénomènes divers auxquels elle peut être réunie comme cause ou comme effet, et de ceux avec lesquels elle peut être accidentellement compliquée, l'irritation constitue un des phénomènes de l'économie animale, qui nous paraissent les plus généraux et les plus simples, par conséquent un des plus propres à rendre raison de beaucoup d'autres. Le mot abstrait qui sert à la désigner est, par cela même, un de ceux dont on abuse le plus souvent, dont il est le plus difficile de déterminer rigoureusement la signification.

L'impression de certains agens sur les organes du corps vivant, est nécessaire à l'exercice régulier des fonctions qui entretiennent la vie et la santé. Cette impression est ce que l'on appelle excitation, érection, d'après M. Broussais (V. Traité de physiolog. appliq. à la pathol., t. 1, p. 31.); l'irritation est le même phénomène développé avec plus de véhémence et moins de régularité, toutes les fois que l'impression des agens excitans est trop forte ou différente de ce qu'elle doit être.

L'excitation et l'irritation sont ainsi deux phénomènes du même ordre. L'idée de l'action d'un organe ne paraît pas pouvoir être séparée de celle de l'impression d'un agent propre à exciter ou à soutenir cette action. Le trouble que produit cette impression, dans plusieurs cas, paraît dépendre seulement d'un plus haut degré de vivacité de la même affection. Mais cette différence en établit une bien importante entre l'excitation et l'irritation.

La plupart des fonctions, celles même qui sont les plus nécessaires à la conservation de la vie, les sécrétions, la circulation, la nutrition, l'absorption, l'exhalation, etc., s'exécutent sans que l'on puisse distinguer l'excitation qui les produit. Cette distinction est moins obscure dans les fonctions qui dépendent plus directement de l'impression d'agens extérieurs, et qui sont plus ou moins soumises à la volonté, la respiration, la digestion, les sensations, certaines excrétions, etc. Mais encore, dans l'exercice de ces fonctions, l'excitation est si douce, elle est tellement en rapport avec les facultés de l'organe qui l'éprouve, avec les phénomènes qui lui succèdent, que si elle peut être observée et sentie, ce n'est que par les sensations agréables et le bien-être qu'elle procure.

L'irritation, au contraire, surtout lorsqu'elle est vive, forte et subite, se fait, en général, facilement remarquer par le trouble qu'elle occasionne.

Lorsqu'une partie du corps vivant se trouve en rapport ou en contact avec une substance autre que celles dont elle doit naturellement recevoir l'impression, lorsque les excitans naturels agissent autre-

2.

ment qu'ils ne le doivent, ou bien encore, lorsque les organes ou leurs facultés sont dans un état qui les rend susceptibles d'éprouver plus vivement ou d'une manière particulière, les impressions de leurs excitans ordinaires, ou même d'autres excitans plus faibles ; dans tous ces cas, l'excitation se change en irritation ou sur-excitation, comme dit M. Broussais: l'agent qui provoque cette affection prend le nom d'irritant ou de stimulant, *stimulus*.

Alors se développe une série de phénomènes qui sont les caractères distinctifs de l'irritation : la douleur, qui est un des principaux et des premiers de ces caractères; la tension de la partie irritée ; des alternatives de contraction et de relâchement dans le tissu de cette partie; des pulsations plus vives dans ses artères ; des mouvemens musculaires irréguliers, et qui paraissent souvent avoir pour but de s'éloigner du corps irritant ou de le repousser lui-même; le désordre, la suspension ou l'accélération des fonctions de l'organe souffrant; l'afflux d'une plus grande quantité de fluides, et par conséquent le gonflement de la partie; sa rougeur et sa chaleur, lorsque c'est le sang qui s'y porte en plus grande abondance, comme il arrive très-souvent.

A ces phénomènes locaux se joignent bientôt d'autres effets, les uns généraux, les autres sympathiques ou synergiques, et qui sont une suite des changemens que doit apporter l'affection locale, dans la distribution régulière des forces, dans les mouvemens des fluides, dans la manière d'agir des autres organes.

Une irritation locale peut ainsi intéresser tous les organes, toutes les facultés. Elle peut troubler l'exercice de toutes les fonctions. L'exaltation de l'action de l'organe irrité, concentre, en quelque sorte, sur cet organe, une grande partie des forces nécessaires à l'action de tous les autres. Elle y accumule très-souvent une plus grande quantité de sang ou d'autres fluides que dans l'état ordinaire. De là le sentiment de faiblesse qui suit bientôt les fortes irritations et qui va quelquefois jusqu'à la syncope ; de là la pâleur de tout le corps, la gêne, la difficulté, l'irrégularité des principales fonctions.

Souvent aussi, l'irritation se communiquant aux principaux organes, l'exaltation des forces paraît être générale. De là, les convulsions, le délire, la fièvre, la rougeur de la face, les yeux étincelans, la chaleur brûlante de tout le corps, une agitation générale et violente, et les signes de l'affection des organes qui sympathisent le plus directement avec celui qui est le siége de l'irritation.

Mais, dans ces cas même, la chute des forces est, dans peu, d'autant plus profonde, que l'irritation a été plus vive, qu'elle a intéressé des organes plus importans, et apporté par conséquent plus de trouble dans les principales fonctions.

On conçoit facilement que tous ces effets, dont je viens d'esquisser rapidement le tableau, sur lesquels nous reviendrons avec plus de détail dans la suite, et qui sont les caractères les plus généraux, les plus ordinaires de l'irritation, peuvent présenter un grand nombre de nuances et de variétés, puisque l'irritation est l'effet d'une infinité de causes différentes par leur nature, par leur manière d'agir, par leur intensité, puisqu'elle intéresse des organes chargés de fonctions différentes et doués de propriétés particulières, toujours variables dans le degré comme dans le mode de leur activité.

Parmi ces nuances et ces variétés de l'irritation, il en est dans lesquelles cette affection des organes vivans se manifeste par des caractères singuliers qui se distinguent plus ou moins de ceux qu'elle présente ordinairement. Il en est d'autres où les effets de l'irritation sont à peine sensibles. Comme la simple excitation, plutôt soupçonnée qu'observée et sentie, on ne reconnaît quelquefois alors l'irritation qu'à l'existence des maladies que l'on croit devoir lui attribuer; et c'est là une des principales causes de plusieurs des abus du mot irritation. En s'étayant de faits pareils, on peut la supposer là où elle n'existe pas; en négligeant ces mêmes faits, on peut méconnaître l'irritation là où elle existe réellement. Il importe par conséquent de détruire, s'il est possible, toute équivoque à ce sujet.

Ce n'est pas d'ailleurs sous ce seul rapport que la détermination exacte du sens du mot irritation présente des difficultés qu'il importe de résoudre.

S'il est des cas où l'action d'un *stimulus* se borne
à produire une simple irritation, il n'en est pas
moins où cette action développe en même temps
plusieurs autres effets qui compliquent l'irritation,
et qui ne doivent par conséquent pas être confondus
avec elle.

Si dans beaucoup de cas les effets de l'irritation
disparaissent entièrement avec elle, il en est beaucoup aussi où ces effets sont eux-mêmes des causes
de nouveaux effets ou d'effets secondaires, souvent
non moins importans que les premiers, et qu'il
faut savoir en distinguer, parce qu'ils ne dépendent,
ni directement, ni uniquement de la même cause.

Ces distinctions et beaucoup d'autres qui se rap-
portent principalement aux différences des causes
de l'irritation, à celles de l'organe qui en est le
siége, à celles du degré d'intensité, de la durée de
l'irritation elle-même; toutes ces distinctions sont
nécessaires pour déterminer avec précision les vrais
caractères de l'irritation, pour ne lui attribuer que
les effets qui en dépendent réellement, pour éviter
les abus que l'on ne cesse, depuis quelques années,
de faire de ce mot mal interprété.

Elles seront la conséquence naturelle de l'examen
auquel je dois me livrer des élémens de l'irritation,
causes ou effets, considérés sous leurs divers rapports entr'eux et avec les autres élémens des maladies, dont l'irritation est elle-même un élément important.

CHAPITRE II.

Influence des forces et des facultés vitales sur l'irritation.

———◦◦◦———

RIEN de semblable à l'irritation ne peut être produit sur des corps inorganiques, privés de vie, et soumis aux seules lois de la physique et de la chimie. Ce sont donc les facultés particulières aux êtres vivans, qui doivent être les principales causes de l'irritation et de ses effets.

Les Anciens rapportaient à la nature, à des facultés occultes, souvent très-inexactement déterminées, tous ceux des phénomènes de la vie, qui se refusaient à leurs explications; et dans ce nombre était nécessairement comprise l'irritation.

Les Modernes ont mis plus d'exactitude dans la distinction de ces facultés des êtres vivans. Ils ont admis des forces sensitives et motrices; une sensibilité générale et une sensibilité organique, la contractilité, l'irritabilité et les forces toniques, etc.

L'extrême complication des phénomènes de la vie, ne permet cependant pas toujours de profiter de ces distinctions. Dans beaucoup de cas, il faut désigner par un seul mot l'ensemble de toutes ces causes. C'est dans ce sens que l'on se sert des mots facultés vitales, facultés, forces nerveuses, etc.; en se, réservant néanmoins d'attribuer, lorsque cela est possible, à l'une ou à l'autre des facultés particulières dont ces mots représentent la réunion, les effets qui paraissent en dépendre spécialement. Mais l'irritation n'est pas dans ce dernier cas. Elle intéresse réellement à la fois toutes les facultés des organes vivans.

Le mot excitabilité, employé d'abord par Brown, ne nous apprend rien de plus à ce sujet. Il peut avoir deux significations. Si l'on s'en sert pour indiquer l'ensemble des facultés vitales qui rendent les organes vivans excitables ou irritables, il n'est que le synonyme des mots forces vitales, forces nerveuses, etc.; si on l'emploie pour désigner une faculté différente dés autres, et qui est la cause essentielle et particulière de l'excitation ou de l'irritation, ce mot rentre évidemment dans la classe des facultés occultes des Anciens; il augmente inutilement le nombre des causes abstraites des phénomènes de la vie.

Selon M. Broussais (Traité de physiol. appliquée à la pathol., t. 1, p. 14 et s.), « il n'y a qu'une pro- » priété apparente des tissus vivans, c'est la contrac- » tilité ou la tendance à la condensation : la sensi- » bilité rentre dans cette propriété, quoiqu'elle ne » se manifeste que par elle; l'irritabilité n'est que » le degré le plus éminent de cette propriété dans » les fibres. La sensibilité locale ou organique n'est, » d'après le même auteur, qu'une pure abstraction

» de notre esprit, et non une propriété réelle des
» organes vivans. La sensibilité générale ou perçue
» n'est point non plus une propriété inhérente à la
» matière vivante, puisqu'elle ne s'exerce que sous
» condition, l'état de veille, l'intégrité de la com-
» munication des nerfs au cerveau : elle est un des
» résultats de l'exercice de nos fonctions ; résultat
» immatériel et incompréhensible, qui correspond,
» le plus souvent, à une exaltation de la contrac-
» tilité. »

M. Broussais admet cependant aussi (liv. cité,
p. 27) « une force vitale, une puissance qui pré-
» side à la formation, au développement, à la con-
» servation de l'individu, qui donne la contractilité
» à la matière vivante, qui dirige cette contractilité.
» Cette cause première est inconnue dans son essence.
» Elle préexiste aux propriétés des organes. Elle se
» manifeste par une modification spéciale des affi-
» nités moléculaires, par des phénomènes chimi-
» ques, mais d'une chimie vivante qui est le phé-
» nomène le plus reculé qui frappe nos sens, le
» premier instrument, l'instrument invisible, imma-
» tériel, par lequel la force vitale produit les ins-
» trumens secondaires, purement matériels, per-
» ceptibles à nos sens, et où nous pouvons décou-
» vrir ce que nous appelons les propriétés vitales
» des tissus. »

Si l'on y réfléchit avec attention, on se convaincra
sans peine que, dans ce qu'elle paraît avoir de nouveau,

cette théorie de M. Broussais se borne à changer les définitions des noms des facultés vitales. Les physiologistes se sont livrés à de grandes discussions au sujet de la nature, de l'essence de ces facultés. Ils en ont varié de mille manières les distinctions et les divisions. Ils ont fort longuement raisonné sur les rapports de leur dépendance mutuelle, sur le degré d'importance de chacune d'elles. Mais on n'est point encore arrivé sur ces objets à des principes dont on puisse rigoureusement démontrer la vérité. Chaque théorie peut présenter des aperçus plus ou moins ingénieux, mais il n'en est aucune qui réponde à toutes les objections, qui puisse s'appliquer à tous les faits. Celle de M. Broussais n'est pas plus heureuse.

Dire que la sensibilité rentre dans la contractilité, qu'elle n'est pas une propriété inhérente aux parties vivantes, parce qu'elle ne s'exerce que sous certaines conditions, ce n'est certainement pas le prouver. Dire ensuite que la sensibilité est le résultat immatériel, incompréhensible de l'exercice de nos fonctions, n'est-ce pas dire que le sentiment, comme le mouvement, dépend de causes particulières au corps vivant, bien distinctes de toutes les propriétés des corps bruts, et dont nous n'apercevons que les effets ? Or, n'est-ce pas là ce que disent toutes les théories connues à cet égard ?

Dans ce qu'il ajoute au sujet de cette puissance qui préside à la formation des organes, qui leur donne leurs facultés, qui préexiste à ces facultés, qui règle les phénomènes de la chimie vivante, M. Broussais se borne évidemment à nous apprendre qu'un grand nombre de phénomènes de l'économie animale doivent faire supposer une puissance inconnue qui les produit ou directement ou par le moyen des organes et de leurs facultés. Or, cette puissance n'a jamais été méconnue. C'est elle que l'on a désignée sous les noms de nature, d'archée, de principe vital; et M. Broussais n'a fait à ce sujet que changer quelques expressions.

Mais si cette théorie des facultés vitales ne nous apprend réellement, en dernière analyse, rien d'important et de bien démontré sur la nature, l'essence de ces facultés, sur leur division, sur leurs rapports entr'elles, les définitions qu'elle renferme conduisent son auteur à des conséquences qui sont bien loin d'étendre nos connaissances relatives à l'influence de ces mêmes facultés sur les phénomènes de la vie, et particulièrement sur l'irritation.

Il est remarquable d'abord, que, parmi ces conséquences, il en est de très-importantes dont M. Broussais n'a fait aucun cas. Nous verrons, en effet, dans la suite, qu'il s'est obstinément refusé à compter les altérations de la composition de la substance des organes et des fluides vivans, au nombre des causes des maladies, quoiqu'il considère la chimie vivante comme l'effet le plus direct de l'action de la puissance qui donne aux organes leurs facultés,

lui en dirige l'action. Il s'est également obstiné à ne
oir dans les maladies que des affections locales; il a
iié tout ce qui démontre, dans beaucoup de cas, la
·énéralité de ces affections, l'unité de l'action de plu-
ieurs organes, la tendance de ces actions ou affections
ers un but déterminé, quoiqu'il admette l'existence
d'une puissance unique qui préside à la formation,
u développement, à la conservation de l'individu.

Quoi qu'il en soit, comme il ne paraît y avoir,
l'après cette théorie, qu'une seule propriété inhé-
ente au tissu des organes vivans, il n'y a aussi
qu'un mode d'affection de ces organes; l'exaltation
le la contractilité, l'érection, la sur-excitation, l'ir-
itation. C'est-là du moins la seule affection des
acultés vitales, dont M. Broussais développe les
caractères et les effets. Il dit bien, vaguement, qu'il
· a plusieurs modes possibles dans la déviation de
a contractilité; que chaque modificateur en produit
un qui lui est particulier (liv. cit., p. 29). Il parle
quelquefois aussi de la diminution de l'action de
cette contractilité; mais ce sont des aveux que lui
arrache l'évidence des faits, qu'il oublie presque
aussitôt qu'il les a prononcés, et dont il ne se
rappelle que bien rarement.

Il ne parle non plus que d'une manière accessoire
et accidentelle des distinctions les plus importantes,
établies au sujet de la manière d'être des facultés
vitales. Il ne reconnaît, en principe, aucune différence entre l'énergie ou l'intensité de ces facultés

vitales et leur activité ou la mobilité de leur action,
entre ce que l'on appelle les forces radicales et les
forces agissantes (V. Barthez, nouv. Élém. de la
science de l'homme, 2.e éd., chap. XIII.), quoique
les faits le forcent plus d'une fois de s'occuper des
conséquences de cette distinction. Il ne veut pas
distinguer non plus la simple oppression de la véritable résolution des forces. Il nous sera cependant
facile de nous convaincre que ces distinctions sont
du plus grand intérêt pour évaluer l'influence réelle
des facultés vitales sur l'irritation, comme sur tous
les autres phénomènes de la vie.

De quelque manière que l'on veuille, du reste,
considérer ces facultés vitales, on doit reconnaître
qu'elles prennent toujours toutes plus ou moins de
part aux phénomènes de l'irritation. La simple des-
cription de ces phénomènes le démontre suffisam-
ment. Les détails dans lesquels nous entrerons à ce
sujet, dans la suite, le démontreront encore mieux.

Ce sont donc les forces vitales, les forces nerveuses,
dans le sens le plus général, ou le concours de toutes
ces facultés de la vie, qui constituent l'élément le
plus important, la cause essentielle de l'irritation.
Enlevez aux organes ces facultés, tous les *stimulus*
restent nécessairement sans effet. Cette vérité est
évidente, elle n'a pas besoin de preuves.

Il est évident aussi que l'irritation doit être la suite
de tout changement de rapport entre les facultés des
organes et les qualités des objets dont ils reçoivent

l'impression. L'excès, comme le défaut et les diverses modifications de ces facultés vitales, doivent nécessairement exercer, sur le développement de l'irritation et sur ses effets, une influence non moins réelle que les qualités plus ou moins stimulantes des objets irritans. On ne doit par conséquent pas être étonné de voir des irritations très-vives, produites par de très-légers *stimulus*; de voir, dans d'autres cas, les *stimulus* les plus actifs ne produire que de très-légères irritations, ou même demeurer sans effet; comme aussi de voir quelquefois certains *stimulus* produire des effets tout différens de ceux qui en sont ordinairement la suite.

Lorsque les forces vitales jouissent de toute la régularité de leur action, lorsque toutes les fonctions s'exécutent avec aisance et dans l'ordre le plus naturel, lorsque chaque organe a le degré de force et d'activité qu'il doit avoir, dans cet état qui constitue la santé la plus parfaite, l'excitation nécessaire à chaque fonction ne devient jamais irritation, et celle-ci est toujours relative au degré de force et d'intensité des *stimulus* qui viennent troubler la régularité des phénomènes de la vie.

Mais l'effet de ces stimulans est souvent bien différent lorsque les forces sont en excès ou en défaut, lorsque l'activité des facultés vitales est plus vive ou plus lente qu'elle ne doit l'être, lorsque leur action s'écarte d'une manière quelconque de sa régularité naturelle.

Les hommes fortement constitués, qui, par une nourriture succulente, par un genre de vie peu exercé, augmentent la somme de leurs forces, l'énergie des facultés vitales de tous les organes, sont souvent ceux que les causes de maladie atteignent le plus facilement. Il suffit souvent, chez de pareils sujets, du moindre excès, du moindre *stimulus*, pour déterminer des irritations, des inflammations, des fièvres dans lesquelles la violence des symptômes est toujours proportionnée à l'énergie des forces du malade.

Les anciens athlètes, par exemple, qui, par un régime extrêmement nourrissant et par une régularité scrupuleuse dans leurs exercices et leur manière de vivre, acquéraient une force extraordinaire, étaient exposés, dit Plutarque, à tomber dans des maladies graves, par le moindre écart dans leur régime. Les plus légers stimulans pouvaient devenir ainsi pour eux les causes des irritations les plus vives.

Hippocrate et Galien nous avertissent aussi, que, dans cet état de vigueur athlétique, pour éviter les maladies auxquelles il expose, on doit affaiblir l'excès d'activité des forces ou la susceptibilité à l'irritation, par tous les moyens capables de diminuer ces mêmes forces, tels que des alimens moins nourrissans, un exercice plus fatiguant, des bains, des évacuans qui ne soient point irritans. (Hipp. de vict. rat., lib. 3.)

L'état contraire ou celui dans lequel l'énergie des

forces vitales est diminuée, cet état, aujourd'hui bien plus ordinaire, ne favorise souvent pas moins que le précédent, l'action des stimulans. Lorsqu'il y a excès de force, on conçoit que des stimulans légers peuvent plus aisément, que dans l'état ordinaire de santé, exalter vicieusement l'action des organes. Dans le cas contraire, il est facile de concevoir aussi que la faiblesse des organes ne leur permet pas de résister à des stimulans dont l'action serait à peine sentie par des organes plus forts, lorsque d'ailleurs cette faiblesse ne ralentit pas l'activité des facultés vitales.

Mais, dans ce dernier cas, l'irritation ne produit pas, en général, les mêmes effets que dans le premier. Elle donne bien plus souvent lieu à des affections nerveuses, à des spasmes, à des congestions locales, à des maladies dont la marche est bien moins rapide.

On sait, en effet, que les individus d'une constitution naturellement faible sont les plus sujets à ces divers genres d'affections; qu'ils éprouvent, en général, bien vivement l'impression des causes les plus légères. On sait aussi qu'à la suite de toutes les causes qui ont affaibli radicalement la constitution, à la suite de fortes hémorragies, d'évacuations excessives, à la suite d'excès vénériens, dans la convalescence des maladies graves, etc., il faut souvent éviter avec soin toutes les causes les plus légères d'irritation, et que dans le choix des moyens propres à relever

3

les forces, on doit préférer alors ceux qui peuvent produire cet effet, sans exercer une action stimulante sur les organes affaiblis.

Une autre manière d'être particulière des facultés vitales, jusqu'à un certain point indépendante de l'excès ou du défaut de leur énergie, mais bien souvent liée à ce dernier, et qui exerce encore la plus grande influence sur l'intensité et sur les caractères de l'irritation, c'est celle que l'on désigne en général sous le nom de mobilité nerveuse.

Cet état paraît consister principalement dans un mode vicieux d'action de la sensibilité générale. Il est un des principaux élémens de la cause d'un grand nombre de maladies nerveuses. Il constitue aussi un des principaux élémens du tempérament dit nerveux, si commun aujourd'hui.

Dans cet état, les stimulans les plus légers produisent souvent les irritations les plus vives; l'irritation n'a souvent alors aucun rapport constant avec ses causes; elle développe des effets qui ne sont pas toujours ceux auxquels on avait lieu de s'attendre, et l'on connaît, à ce sujet, tout ce que présentent de singulier les aberrations et les anomalies de l'irritabilité et de la sensibilité vicieusement exaltées.

Il est même remarquable que cet état de mobilité nerveuse est souvent lui-même l'effet momentané des irritations violentes et des vives douleurs qui jettent le désordre dans l'action et les affections des facultés vitales, qui entretiennent par-là, ou exaspèrent les effets de l'impression des stimulans dont elles sont les suites, et qui répandent ainsi dans ces mêmes effets, une confusion, un trouble dont les conséquences ne sont pas toujours faciles à prévoir.

L'irritation et la douleur augmentent toujours ainsi la susceptibilité à l'impression de nouveaux *stimulus*; les maladies et les souffrances développent ainsi la mobilité nerveuse la plus vive, souvent même chez les sujets les plus apathiques.

Brown, exagérant les conséquences de quelques-uns des faits dont je viens de parler, avait établi en principe, que l'excitabilité est toujours en raison inverse de la force. M. Broussais (Exam. des doctr. méd., 2.ᵉ éd., p. 72) combat avec raison la généralité de ce principe. Il est en effet des états de faiblesse où la fibre cesse d'être irritable et où la plupart des organes deviennent insensibles. « Tel est, dit M. Broussais, le cas des vieillards » décrépits et des agonisans à la suite des mala- » dies de langueur. »

Mais il n'est pas même nécessaire que la faiblesse soit aussi extrême, pour qu'elle diminue l'activité des forces sensitives et motrices, la susceptibilité à l'irritation. On voit souvent des personnes qu'une tristesse habituelle, un chagrin profond et prolongé, jettent dans un état de faiblesse et d'apathie qui diminue dans tous les organes leur susceptibilité à l'impression des stimulans. Cette sorte d'insensi-

bilité est souvent aussi la compagne de la faiblesse
produite par la disette, par des alimens peu nourrissans et relâchans, par l'habitation de lieux mal-
sains, humides, privés de lumière. On trouve la
même réunion de la faiblesse et de la langueur des
facultés vitales, chez beaucoup de sujets scorbutiques et scrophuleux, à la suite d'évacuations excessives et colliquatives. Il n'est pas rare non plus de
voir des sujets d'une constitution naturellement
faible, chez lesquels une sorte d'engourdissement
des facultés sensitives et motrices n'est pas moins
remarquable que cette faiblesse radicale de leur
constitution. Les exemples les plus tristes de ce genre
de dégradation de l'espèce humaine, se trouvent
parmi les Crétins et les idiots, qui végètent au lieu
de vivre, et chez lesquels la sensibilité et l'irritabilité, pour ainsi dire inertes, ne peuvent être que
très-difficilement excitées.

Il est d'ailleurs des causes et des maladies qui
diminuent accidentellement la susceptibilité des
facultés sensitives et motrices, quel que soit le
degré d'énergie des forces. On peut particulièrement citer à ce sujet, les effets des narcotiques,
ceux des maladies soporeuses, ceux même des
violentes irritations qui causent quelquefois mo-
mentanément un état absolu d'insensibilité, ceux
enfin de toutes les causes qui gênent le développement et l'action des forces vitales, qui ont
donné lieu à cette importante distinction, établie

depuis Hippocrate, entre l'oppression et la résolution de ces forces.

On doit sans doute conclure de ces faits, que la
faiblesse, surtout une faiblesse extrême, ne dispose
pas toujours à ressentir vivement l'action des stimulans. Nous avons vu qu'une susceptibilité excessive
à l'irritation, peut être souvent l'effet d'un véritable
état de sthénie. L'excitabilité n'est par conséquent
pas toujours en raison inverse de la force, comme
e disait Brown.

Les faits nous démontrent d'ailleurs aussi, que
la sensibilité et l'irritabilité peuvent se trouver
quelquefois dans un état d'engourdissement ou de
stupeur, contraire à celui de mobilité nerveuse
dont je viens de parler, et indépendant, jusqu'à un
certain point, comme ce dernier, du degré d'énergie
ou de faiblesse des forces vitales en général.

Mais si le principe de Brown est susceptible de
plusieurs exceptions, si l'excessive susceptibilité des
facultés vitales à l'impression des stimulans, n'est
pas toujours la compagne de la faiblesse ; si l'excès
de force se trouve quelquefois aussi lié à cette
même disposition, il n'est pas moins vrai que très-
souvent aussi la mobilité nerveuse est intimement
liée à la faiblesse. Ces deux conséquences directes
des faits n'ont rien de contradictoire. Il faut nécessairement les admettre l'une et l'autre, puisque
l'observation en confirme là justesse. M. Broussais
lui-même, après avoir voulu rejeter entièrement la

dernière, sans doute pour mieux démontrer l'utilité
de ses méthodes de traitement, toujours essentiellement affaiblissantes, n'a pas pu cependant se refuser
à l'évidence, en disant ailleurs (liv. cit., p. 5r3),
« que la faiblesse peut exister avec l'irritation, et
» lui prêter même un surcroît d'efficacité pour dé-
» ranger l'équilibre de la santé. »

M. Broussais blâme aussi la distinction dont je
viens de parler, entre l'oppression et la résolution
des forces (liv. cit., p. 365); mais il le fait, comme
c'est assez son ordinaire, par la seule raison que
cette distinction n'est pas d'accord avec son système.
Nous verrons cependant dans la suite combien elle
est importante; et pour me borner ici au cas qui
nous occupe, lorsque l'on voit les *stimulus* les plus
actifs demeurer sans effet, n'est-il pas très-utile de
déterminer s'il faut en attribuer la cause, ou à une
faiblesse réelle et profonde, ou à un état d'engourdissement des facultés vitales, ou à la seule gêne
que certains obstacles peuvent opposer à la libre
action des forces?

Tant que les organes vivans jouissent de leurs
facultés, ils sont donc susceptibles d'irritation. Le
plus fort, comme le plus faible, peuvent en être
également atteints. Mais toutes les altérations de ces
facultés vitales; l'excès, comme le défaut de forces;
l'excessive mobilité des facultés sensitives et motrices, comme leur engourdissement ou leur apathie;
toutes les causes, tous les obstacles qui gênent plus

ou moins le développement et l'action de ces forces
et de ces facultés, exercent évidemment l'influence
la plus puissante sur le degré d'intensité, sur les
divers caractères des effets des stimulans. Or, on
trouve à ce sujet de nombreuses différences, non-
seulement entre les individus comparés les uns aux
autres, mais encore entre les divers organes de chaque
individu.

Le médecin doit donc s'appliquer à distinguer ce
que chaque individu, ce que chaque organe présentent de particulier à ce sujet. Il ne peut faire
ces distinctions qu'en rapprochant un grand nombre
de connaissances (Voyez à ce sujet Barthez, nouv.
Élem. de la science de l'homme, t. 2, chap. XIII
et s.). Les différences des tempéramens, celles des
âges et des sexes, l'influence du régime et de la
manière de vivre, celle des climats et des saisons,
les maladies antérieures, les remèdes employés, les
passions de l'ame, l'habitude qui est si puissante, etc.;
la connaissance de ce que chaque organe présente
de particulier sous le rapport de ses facultés, de
son organisation, de ses fonctions, etc.; tous ces
objets doivent être pris en considération, si l'on veut
déterminer et prévoir l'influence que doit exercer
l'état des facultés vitales de chaque individu et de
celles de chaque organe, sur les effets de l'action
des stimulans.

Parmi les détails infinis de ces connaissances diverses, je ne citerai qu'un seul exemple. Il pourra

prouver en même temps, et combien il faut d'attention pour bien apprécier l'influence de chacune de
ces causes, et combien il est difficile d'établir à ce
sujet des préceptes généraux, applicables à tous
les cas.

Brown avait dit que l'excitabilité est toujours
augmentée lorsque les stimulans agissent en moins
sur l'économie animale, et qu'au contraire, l'excitabilité diminue en raison directe de la stimulation.
Ce principe, traduit en langage plus simple, signifie,
ce me semble, que des stimulans habituellement
faibles, rendent un organe susceptible de ressentir
plus vivement l'impression de stimulans plus forts,
et qu'au contraire, des stimulans habituellement
forts, diminuent ou affaiblissent cette susceptibilité.

Dans ce sens, ces principes sont vrais; l'expérience démontre tous les jours que l'habitude émousse
la susceptibilité à certaines impressions, lorsque les
impressions habituelles sont plus vives; qu'elle l'augmente au contraire lorsque l'on est accoutumé à des
impressions plus faibles. Elle prouve par conséquent
que, toutes choses égales d'ailleurs, le degré d'intensité d'une irritation est toujours modifié par ces
différences de l'habitude.

Ces mêmes principes sont faux au contraire, si,
comme l'a dit M. Broussais (liv. cité, p. 71), ils
signifient que lorsqu'il existe une vive irritation
dans un organe, cet organe devient par-là moins
susceptible de ressentir l'impression de nouveaux
stimulans.

Dans ces cas, en effet, il est généralement vrai que plus la première irritation est vive, plus elle doit être aggravée par tout ce qui peut en produire une nouvelle; et nous verrons que c'est là un des principes sur lesquels M. Broussais a donné les développemens les plus utiles sous le rapport thérapeutique, quoiqu'il en ait quelquefois exagéré les conséquences, en l'appliquant aux cas où l'on a moins à craindre d'augmenter l'irritation que d'en laisser subsister les causes.

CHAPITRE III.

Irritans extérieurs, leurs variétés.

S'il faut des connaissances étendues et variées pour déterminer les divers états des facultés vitales, capables d'apporter des modifications importantes dans les effets des stimulans, il n'en faut pas moins pour connaître toutes les différences et toutes les nuances de l'action de ces derniers.

Je ne puis point parler ici de chacun des agens nombreux qui agissent sur nos organes comme stimulans ou irritans. Ces détails renferment une grande partie de tout ce que la physique, la chimie et l'histoire naturelle, la physiologie et la pathologie, l'hygiène et la matière médicale nous apprennent

de l'influence et de l'action de tous les corps de
la nature, sur ceux des êtres vivans, et sur celui de
l'homme en particulier.

Le plus grand nombre de ces agens exercent
réellement sur nos organes une action plus ou moins
irritante. Ils n'agissent cependant pas tous indistinctement de cette manière. Ils ne se bornent pas tous
à produire ce seul effet.

Il en est, les relâchans, les émolliens, qui diminuent, ralentissent l'activité des forces et des facultés
vitales, au lieu de l'exalter. Il en est qui engourdissent ces mêmes facultés pour un temps plus ou
moins long, qui les rendent impassibles à l'impression des stimulans les plus actifs. Ici se rangent,
comme je l'ai déjà fait remarquer, plusieurs remèdes,
quelques poisons, quelques causes de maladie et
certaines affections de l'ame.

Il est même des substances extrèmement âcres, et
qui sembleraient devoir exciter la plus vive irritation, qui produisent cependant quelquefois un effet
contraire, qui éteignent, pour ainsi dire, tout-à-
coup, les facultés des parties sur lesquelles elles sont
appliquées, ou même les forces vitales de tout le
système. Tels sont les caustiques les plus actifs, les
poisons les plus subtils, quelques miasmes contagieux et pestilentiels.

Mais encore, sans produire des effets aussi directement opposés à l'irritation, les agens nombreux
dont nous recevons les impressions, n'agissent pas

oujours comme de simples stimulans. Il en est beau-
oup qui produisent, par leur action sur l'économie
imale, des effets que l'on ne peut pas attribuer à
ne simple irritation, toujours la même; mais qui
upposent évidemment, ou l'introduction d'une
ause spéciale, ou des altérations particulières dans
'état des facultés vitales, ou dans celui des organes,
u dans celui des fluides vivans.

La peau, piquée avec la pointe d'un couteau, par
a dent d'une vipère, par celle d'un animal enragé,
ar l'aiguillon d'une abeille, avec une lancette chargée
e virus variolique, ou de celui de la vaccine, ou
e celui de la peste, ou du virus syphilitique, etc.,
ous présente toujours le même organe soumis à
ne irritation en apparence très-analogue. Mais les
ifférences des suites de cette irritation sont telles,
rincipalement sous le rapport de leur durée, de
eurs périodes, de leurs terminaisons, qu'il est im-
ossible de ne les considérer que comme des nuances,
es modifications du même phénomène.

Dans tous ces cas, il y a irritation; mais dans
hacun d'eux l'irritation se trouve réunie à des effets
ui ne se montrent dans aucun des autres. Ces effets
ie peuvent donc pas dépendre de la seule irritation.
uisqu'ils sont différens dans chaque cas, ils ont
onc, dans chacun de ces cas, une cause différente;
t lorsque l'observation démontre que les mêmes
ffets ont lieu toutes les fois qu'une partie vivante
eçoit l'impression du même *stimulus*, on ne peut

point attribuer ces effets à des circonstances accessoires qui modifient accidentellement ceux de l'irritation elle-même ; il faut bien nécessairement les
attribuer à des propriétés particulières du *stimulus*
qui les produit toujours ; ces propriétés sont évidemment bien distinctes de celles dont dépend la
simple irritation, et qui sont communes à tous les
agens irritans.

Si l'on ne veut pas se refuser à l'évidence des faits
les plus authentiques, il faut donc reconnaître, dans
ces cas et dans beaucoup d'autres analogues, que
l'irritation n'est souvent qu'un des élémens des
effets des stimulans, ou que l'action de beaucoup
d'agens irritans, développe dans l'économie animale
des effets qui se distinguent essentiellement de ceux
d'une simple irritation, et qui doivent faire supposer
d'autres causes que celle de cette simple irritation.

Chez un sujet atteint de la syphilis, considérée,
si l'on veut, comme une irritation, si l'action d'un
nouveau *stimulus* occasionne, par exemple, une
ophtalmie, ou une inflammation de toute autre partie,
ou une plaie, etc., les effets de cette seconde irritation ne présentent-ils pas dans leurs caractères et
dans leurs suites des différences bien prononcées
et bien réelles, lorsqu'on les compare à d'autres
irritations entièrement semblables, produites par le
même *stimulus*, chez un individu qui ne présente
avec le premier, d'autres différences que celle de
n'être pas infecté, comme lui, de la syphilis ? L'ob-

servation journalière répond positivement à cette question. Les faits de ce genre sont nombreux, évidens. On doit naturellement en conclure que l'infection syphilitique introduit dans le corps, ou une cause spéciale, ou une manière d'être particulière, dont l'influence se manifeste, même dans les effets des irritations subséquentes.

A la suite de cette infection syphilitique, on voit d'ailleurs des tumeurs, des douleurs, des ulcérations opiniâtres se développer sur des parties bien éloignées de celle qui a reçu directement l'infection. Cette infection se produit sans aucune irritation sensible. Ses effets ne se manifestent que plusieurs jours après qu'elle a été reçue, sans que le sujet éprouve, dans cet intervalle, aucun signe d'irritation. Or, d'après tous ces faits, dont les exemples sont si fréquens, il n'est pas, ce me semble, aussi ridicule qu'on le prétend, de penser qu'il existe une cause, ou introduite au moment de l'infection, ou qui se développe, si l'on veut, dans le corps par l'effet de cette infection, et à laquelle il faut attribuer tous les effets, tous les caractères qui distinguent la maladie syphilitique, d'une irritation ordinaire et de toute autre maladie.

Remplace-t-on cette théorie d'une manière utile pour la pratique, en disant (Broussais, Exam. des doctr. méd., 2.e éd., p. 569), « que l'on ne voit » dans la syphilis qu'une série de phénomènes d'ir- » ritation, dont il faut étudier les formes et le degré

» dans différentes parties, en notant les effets des
» modificateurs ? » Pourquoi, s'il en est ainsi, la
syphilis ne cède-t-elle pas au traitement de l'irritation simple?

On peut faire des remarques analogues au sujet
des dartres, de la rage, de la gale, des écrouelles,
de la goutte, des fièvres contagieuses, etc., à l'égard
des maladies qui succèdent aux divers empoison-
nemens, comme à l'influence, à l'action plus ou
moins vive, plus ou moins évidente, plus ou moins
prolongée de divers agens intérieurs. Dans toutes
ces maladies, l'introduction ou la formation d'une
cause particulière n'est pas sans doute aussi facile
à apercevoir que dans celles qui dépendent de conta-
gion ou de l'action manifeste d'un corps quelconque;
mais lorsque ces maladies présentent des caractères
qui se distinguent, non-seulement de ceux d'une
irritation simple, mais encore de ceux de toute
autre maladie; lorsqu'elles se produisent, ou chez
des individus différens, ou à diverses époques chez
le même individu, toujours avec les mêmes caractères; si elles peuvent aussi, sans changer de nature,
se fixer sur divers organes, on est bien forcé de reconnaître que, pour chacune d'elles, il existe une
cause qui la produit elle seule, qui est distincte de
toute autre, et qui ne se borne pas à exciter une
simple irritation.

Si l'on ne connaît pas précisément l'origine et
la génération de cette cause, dans les maladies dar-

treuses, par exemple, dans les écrouelles, dans le
scorbut, dans la goutte, etc., ce n'est pas une raison
d'en nier l'existence. S'il ne suffit pas de ce que
'on sait de l'action des agens extérieurs pour dé-
ouvrir toute la vérité à ce sujet, les faits doivent
ous porter à ranger ces causes au nombre de ces
ltérations plus ou moins bien connues des solides
u des fluides, qui forment une classe nombreuse
e stimulans intérieurs dont nous parlerons tout à
'heure, et qui sont, ou la suite de l'influence des
gens extérieurs dont l'action a précédé le dévelop-
ement de la maladie, ou le produit de l'exercice
es fonctions et des dispositions particulières des
dividus que ces maladies atteignent le plus fré-
uemment.

Suivant M. Broussais, la médecine physiologique
ablit que l'irritation, en se fixant sur divers tissus,
produit des désordres en raison de leur structure
de leur vitalité. Ce principe est vrai sans doute;
ais il ne l'est pas lorsque l'on veut qu'il suffise
our rendre raison de toutes les différences des
aladies, sans en admettre aucune dans la nature
e leurs causes. C'est ainsi que, d'après ce prin-
pe vicieusement exagéré, les mots goutte, rhu-
atisme, catarrhe, embarras gastrique, gale, rage,
rophules, fièvres de toute espèce, rachitis, lèpre,
ngrène, cancer, empoisonnement quelconque,
aie, contusion, ulcère, etc., n'indiquent que des
ritations, qui n'ont d'autres différences que celles

de leur siége et de leur degré d'intensité. (Voyez
à ce sujet les chapitres 6, 15 de ce mémoire.)

L'observation démontre cependant tous les jours
que la plupart de ces maladies peuvent se développer sur des organes différens, se présenter avec
divers degrés de violence, sans changer pour cela
de nature. Elle prouve aussi que le même organe
peut être successivement le siége de plusieurs de
ces maladies, sans faire disparaître leurs différences.

Il faut avoir une foi bien robuste pour croire avec
M. Broussais (Traité des phlegm. chron, 1.re éd.,
t. 1, p. 33.), qui nous assure, comme s'il l'avait
vu, que les caractères de l'ulcération psorique,
herpétique et teigneuse dépendent de ce que les vaisseaux excréteurs, muqueux ou sébacés sont posses-
seurs de l'irritation ; et que les ulcères vénériens,
scrophuleux, ceux de l'éléphantiasis doivent leurs
différences à ce que les vaisseaux lymphatiques sont
plus irrités.

Ne resterait-il cependant pas à découvrir, quand
même il en serait ainsi, quelles sont les causes des
différences qui distinguent l'éléphantiasis, de la
syphilis, et celle-ci des scrophules ; quelles sont
celles qui distinguent entr'elles, la gale, les dartres
et la teigne ? Pourquoi les maladies qui ont le même
siége, ne sont-elles pas identiques ?

Les médecins qui, avant M. Broussais, refusaient
d'admettre des causes spécifiques pour certaines
maladies, avaient cru faire une grande réforme en

parlant de modes spécifiques d'irritation ou d'inflammation. Ils n'ont fait cependant, à le bien considérer,
que changer la manière de s'exprimer. Ce qui distingue chacun de ces modes, n'est pas l'effet du
hasard ; il faut en reconnaître une cause : cette cause
ne peut pas être la même dans tous les cas, puisque
l'on reconnaît que les effets sont différens. Lorsque
l'on dit qu'une affection scrophuleuse, syphilitique
ou scorbutique, est un mode particulier d'irritation
ou d'inflammation, on reconnaît donc qu'aux causes
ordinaires de l'irritation ou de la phlegmasie, il s'en
est joint une autre, qui donne à chacune de ces
maladies les caractères qui la distinguent. On ne
dit pas autre chose, en attribuant chacune de ces
mêmes maladies à une cause particulière et spécifique.

Il est même à remarquer, que cette sorte de réforme dans le langage est bien loin de lui donner
plus de précision et plus de clarté. Elle peut, au
contraire quelquefois laisser confondre des objets
essentiellement différens. Elle donne à penser que
l'irritation ou l'inflammation sont toujours l'élément
le plus important des maladies dépendantes de ces
causes particulières et spécifiques. Il n'est cependant
pas rare d'observer des cas où il en est tout autrement, et où il importe bien plus de détruire ces
causes elles-mêmes, que de combattre une irritation
ou une inflammation qui ne sont que des élémens
peu importans de la maladie.

4

Quoique M. Broussais eût pu trouver, en quelque
sorte, les germes de sa doctrine dans la théorie dont
je viens de parler, il n'a pas pu cependant s'empêcher d'avouer, dans plus d'un endroit de son
Examen des doctrines médicales, que cette théorie
est encore plus vicieuse que celle des virus spécifiques ou des altérations humorales. Mais il les
rejette toutes les deux, pour ne mettre à leur place
que la seule irritation dont il admet à peine quelques légères modifications, toujours indéterminées;
à l'aide desquelles il croit pouvoir rendre raison
des effets les plus disparates. Or, si l'on veut connaître les vrais motifs de cette manière de voir,
l'aveu en est échappé à l'auteur lui-même, en parlant des dartres et de la gale.

« Au moins, dit-il (Exam. des doctr. méd., 2.e
» éd., p. 482), le titre de phlegmasie, en suppo-
» sant que la partie est irritée, porte avec lui une
» indication, celle de calmer, d'adoucir, de ra-
» fraîchir. »

Ce n'est donc pas la vérité que l'on cherche, c'est
un moyen commode d'éviter des recherches difficiles, et de paraître n'en avoir nul besoin. Comme
si la mesure de ce que nous pouvons facilement
concevoir était la mesure de ce qui est réellement;
comme s'il suffisait de reconnaître l'irritation ou
la phlegmasie dans plusieurs maladies, pour négliger toutes les différences qui distinguent réellement ces maladies l'une de l'autre, par la seule

raison que les causes de ces différences ne se montrent pas à nos sens ; comme si le plus bel usage de la raison n'était pas souvent de convenir que nos seules sensations sont bien loin de nous fournir toutes les connaissances que nous cherchons dans les objets de notre observation et de notre étude.

C'est sans doute aussi par les mêmes motifs que M. Broussais nous assure (liv. cit., p. 824), « qu'il » est désormais prouvé que la nombreuse série des » maladies chroniques est presque toujours entre- » tenue par la continuation de l'action des causes » extérieures qui ont produit la maladie, ou par » d'autres modificateurs analogues, c'est-à-dire, en- » tretenant l'irritation des organes affectés. »

Ainsi, plus de recherches pour distinguer ce que les causes nombreuses des maladies chroniques ont de différent dans leur nature et dans leur action, pour déterminer les diverses modifications des mé- thodes de traitement qui leur conviennent. Tout cela devient inutile. Il est bien plus simple, bien plus commode, malgré toutes leurs différences les plus importantes, de ne voir jamais que des agens ou des modificateurs irritans à éloigner, de trouver tous ces agens parmi ceux qui frappent nos sens ou ceux qui leur sont analogues.

M. Broussais paraît bien reconnaître, en principe, toute l'importance que l'on doit attacher à l'étude des agens divers, capables de modifier les phéno- mènes de la vie. « La seule attention d'étudier les

4..

» organes en rapport avec leurs modificateurs, » dit-il,
en commençant son Traité de physiologie appliquée
à la pathologie (p. 6), « sera toujours une source
» féconde, inépuisable en vérités nouvelles. C'est là
» que nous nous proposons de puiser. » Il ajoute même
(p. 29), comme je l'ai déjà fait remarquer, « qu'il
» y a plusieurs modes possibles dans les déviations
» de la contractilité ; que chaque modificateur en
» produit un qui lui est particulier. »

On n'est cependant pas peu étonné de voir ensuite que cette étude des modificateurs est loin de
comprendre, dans la doctrine de M. Broussais,
tous les agens dont l'influence sur nos organes est
plus ou moins remarquable. On n'est pas moins
étonné de voir que ces modificateurs se bornent,
dans cette doctrine, à produire l'augmentation ou
la diminution de la contractilité, et que l'irritation
est le seul effet auquel tendent ces deux altérations
des facultés vitales.

M. Broussais divise (liv. cit., p. 31 et s.) ces
modificateurs en deux séries. « Les uns exaltent
» directement les phénomènes de la vie. Les seconds
» les diminuent, mais excitent une réaction dont
» l'effet est aussi l'exaltation de l'action des forces
» vitales. »

Dans la première série, il place en première
ligne : « le calorique, l'électricité, le galvanisme,
» ensuite les agens destinés à l'exercice des fonctions,
» surtout à la nutrition, et dont les rapports ont
» toujours pour résultat l'excitation. »

Il divise la seconde série , en causes positives et causes négatives de la diminution de l'action des forces vitales. A leur tête, se trouve le froid, qui est du nombre de ces causes négatives, parce qu'il est l'absence du calorique, mais qui excite une réaction puissante, et devient ainsi un agent de stimulation. La soustraction des matériaux alibiles, celle des fluides et celle de tous les agens nécessaires à l'exercice des fonctions, sont aussi parmi les causes négatives de faiblesse, contre lesquelles réagissent les forces vitales, mais moins que contre le froid.

Quant aux agens positifs de diminution des phénomènes de la vie, « ceux-ci, dit M. Broussais, sont » bien moins nombreux. Les plus remarquables » sont le mucilage et l'eau, qui jouissent cependant » d'un mode particulier de propriété excitante. » (liv. cit., p. 37.)

M. Broussais borne là l'énumération générale des agens capables d'exercer sur nos organes une impression quelconque. Il borne à cette exaltation et à cette diminution positive ou négative de l'action des forces vitales, qui se réduisent, en dernière analyse , à la seule irritation, tout ce qu'il y a de particulier dans les effets de cette impression. Ce sont là les premiers principes de cette physiologie qui doit servir de base à la pathologie et à la thérapeutique de la nouvelle doctrine.

Il est cependant bien facile de s'apercevoir que ces principes ne suffisent pas pour faire apprécier

toutes les différences de l'action des corps nombreux
dont l'homme peut éprouver l'influence, pour distinguer toutes les différences des effets de cette action.
Je n'ai cité à ce sujet qu'un petit nombre de faits
des plus remarquables. Il faudrait plusieurs volumes
pour épuiser cette matière.

Parmi les substances qui nous servent d'aliment
et de boisson, il n'en est presque aucune qui n'ait
quelque chose de particulier dans sa manière d'agir.
L'air que nous respirons peut éprouver une infinité
d'altérations, contenir un grand nombre d'émana-
tions diverses qui exercent chacune sur nos organes,
leur influence particulière. La variété des épidémies,
des constitutions médicales, des maladies endémiques et contagieuses, en fournissent de nombreuses
preuves. Tous les corps de la nature, depuis les
plus subtils jusqu'aux plus grossiers, peuvent aussi,
par leurs rapports avec nos organes, en modifier
diversement la manière d'être et les facultés. C'est
dans les effets de ces rapports que se trouvent les
causes des maladies, celles de l'action des médicamens, etc.

L'influence de chacun de ces objets n'est ni également prompte ni également remarquable ; les différences des effets de cette influence ne sont certainement pas toutes également importantes ; mais il n'est
aucun des détails, aucune des différences, aucune des
modifications de ces effets qu'il ne fût utile de connaître. Cette étude est immense : elle a été malheureusement trop négligée, quoique les bons observateurs,

depuis Hippocrate, en aient fait le principal objet de
leurs recherches; quoiqu'ils ne cessent de la recom-
mander comme la source la plus féconde en connaissances directement applicables à la pratique.

On ne peut point exercer la médecine sans en
sentir la nécessité; mais les médecins systématiques
ont toujours voulu considérer comme inutiles, des
détails dont la variété se refuse à la régulière et
trompeuse simplicité de leurs systêmes. En cela, ils
n'ont pas peu contribué à retarder les véritables
progrès de la science; et la doctrine physiologique
n'est certainement pas, à ce sujet, exempte de re-
proches.

Parce qu'un grand nombre des agens capables de
modifier les phénomènes de la vie, produisent un
effet commun, l'irritation, on se borne, dans cette
doctrine, à étudier ce seul effet; on néglige volon-
tairement tous les autres. Lorsqu'il faudrait multiplier les recherches et les expériences pour distinguer,
avec la plus grande exactitude, toutes les différences
de ces effets, on s'efforce de démontrer que même
les connaissances acquises à ce sujet, n'ont aucune
utilité réelle; on veut prouver que toutes les différences des faits de ce genre, se réduisent à des modifications ou à des variétés peu importantes du
même phénomène. On tend manifestement ainsi à
tout confondre, à faire par conséquent rétrograder
la science, au lieu de contribuer à ses progrès.

Parmi ces différences des effets des agens extérieurs, il est cependant bien évident que l'on ne doit jamais considérer comme de simples variétés de l'irritation ; celles de ces différences qui présentent des caractères que cette affection seule ne peut pas produire. Lorsque d'ailleurs, dans ces cas, le siége de l'affection et les circonstances environnantes ne peuvent pas rendre raison des effets que l'on observe, il faut donc nécessairement les attribuer à des propriétés particulières des stimulans ; il faut donc nécessairement les distinguer de ceux de la simple irritation. Ils forment de véritables complications de cette affection. C'est à ces différences des propriétés des stimulans que l'on doit attribuer une grande partie de celles des phénomènes de la vie, en santé, comme en maladie, un grand nombre de celles de l'action des médicamens. Ces vérités se déduisent, ce me semble, bien naturellement de ce que je viens de dire dans ce chapitre. Elles seront encore plus évidemment démontrées dans la suite, lorsque je parlerai des caractères et des effets de l'irritation.

CHAPITRE IV.

Irritans intérieurs, leurs variétés.

INDÉPENDAMMENT des excitans ordinaires et évidens, la lumière, l'air, le calorique, les alimens et les boissons, tout ce qui excite nos sensations et nos

passions, indépendamment aussi de tous les agens
matériels et palpables qui peuvent porter l'irritation
sur nos organes, et produire en même temps d'autres
effets, il est des causes d'irritation bien plus subtiles,
et que nous ne distinguons, en général, que par les
suites de leur action.

Les unes s'introduisent accidentellement, mais
d'une manière qui peut souvent être aperçue : tels
sont les poisons, les miasmes, les venins, les principes des maladies contagieuses, quel que soit le
mode de leur introduction. D'autres dont l'origine
est bien moins évidente, plus difficile encore à
connaître et à caractériser, se produisent d'une manière insensible dans l'intérieur même de nos organes.
Ils peuvent être la suite, ou de maladies antérieures,
ou de l'action plus ou moins vive, plus ou moins
prolongée de certains agens extérieurs (V. le chapitre 8 de ce Mémoire), ou bien encore de causes
particulières à quelques individus, souvent inconnues et dépendantes de l'organisation elle-même,
de la manière dont s'exécutent les fonctions.

Ici ce rangent naturellement ces lésions organiques, si souvent la suite des irritations, des inflammations aiguës ou chroniques, et qui, une fois produites, deviennent elles-mêmes des causes puissantes
d'irritation et de désordre. Ici doivent se ranger dans
la même ligne, les vers, les calculs, les concrétions,
les excroissances de diverse nature. Ici l'on doit ranger
également tout ce que l'on sait de plus certain au

sujet des altérations des fluides vivans; de ce genre
de causes que les médecins de la nouvelle École
rejettent avec tant de dédain.

La physiologie nous enseigne que, dans l'état de
santé, ces fluides sont les excitans naturels des organes qui les contiennent. Elle nous apprend aussi
que ces fluides éprouvent une suite non interrompue
de décompositions et de recompositions continuelles,
dépendantes des fonctions de plusieurs organes. Or,
il est, ce me semble, bien naturel de conclure de
ces faits incontestables, que les affections de ces
organes, le trouble de ces fonctions peuvent, doivent même occasioner des altérations plus ou moins
remarquables dans la quantité, comme dans les
qualités de ces fluides. L'irritation doit être nécessairement aussi la suite de ces altérations, puisqu'elles
changent les rapports naturels des fluides avec les
facultés vitales des solides, avec leur sensibilité, avec
leur irritabilité.

M. Broussais lui-même a reconnu ces principes,
quoiqu'il ait affecté ensuite d'en négliger et d'en
critiquer les conséquences. Dans sa première édition
du Traité des phlegmasies chroniques (t. 1, p. 45),
il admet que les stimulans intérieurs ne sont pas
moins matériels que ceux qui viennent du dehors.
Il cite pour exemple, la bile subitement dépravée
par l'altération de la sécrétion du foie, et abondam-
ment versée dans le canal digestif. Il admet aussi
que la plupart des maladies ont pour cause une

action trop considérable de quelqu'un des organes
sécrétoires.

Dans les propositions de médecine qu'il a mises
en tête de son Examen des doctrines médicales, et
qui sont les principes de sa doctrine particulière,
M. Broussais parle, comme dans sa physiologie,
« d'une chimie vivante qui préside à la composition
» des organes et des fluides, qui est mise en action
» par la puissance qui donne aux organes la faculté
» de sentir et de se mouvoir (prop. vi. xx. et suiv.).
» Il établit que l'assimilation ne peut s'attribuer qu'à
» la puissance créatrice, et que c'est un des actes
» de la chimie vivante ; que l'absorption et les sécré-
» tions dépendent aussi, en premier lieu, des affi-
» nités de la chimie vivante ; que la composition,
» la décomposition des parties et la formation
» des fluides, appartiennent essentiellement à cette
» chimie vivante, ainsi que tous les changemens qui
» surviennent aux fluides pendant leur circulation. »
Il a dit plus récemment (Traité de phys. appli. à la
path., t. 1, p. 15. 26.), « que la gélatine, l'albumine
» et la fibrine se trouvent dans les fluides, comme
» dans les solides ; que la chimie vivante est le pre-
» mier instrument dont se sert la force vitale pour
» former, développer et conserver le corps vivant ;
» que dans toute érection vitale, il y a augmentation
» des phénomènes de la chimie vivante, c'est-à-dire,
» des phénomènes qui dépendent de la transfor-
» mation des fluides, qui supposent des modifica-

» tions apportées par la puissance vitale aux affinités
» moléculaires. » (liv. cit. p. 3o.)

Après de tels principes, qui établissent bien évidemment toute l'influence que doivent exercer sur
les phénomènes de la vie, les altérations des fluides,
on croit avoir lieu d'attendre du médecin qui les
propose, et qui veut que la pathologie soit une conséquence de la physiologie, qu'il reconnaîtra tout
ce que peut ce genre de causes sur la production
et sur les diverses modifications des maladies.

Tout cela ne le conduit cependant qu'à reconnaître « qu'il existe dans plusieurs cas, un état de
» pléthore sanguine, avec prédominance de la ma-
» tière fibreuse et colorante (Exam. des doctr. méd.,
» p. 14o.); que la production des vers dépend d'une
» altération peu connue du mucus animal (*id.*,
» p. 644.); que dans le scorbut, il existe un vice
» d'assimilation, une affection de la chimie vivante,
» résidant principalement dans la fibrine et la géla-
» tine, et qui diminue la force des affinités de cette
» chimie vivante. » (*id.*, p. 576.)

Dans toutes les autres maladies, sans en excepter
une seule, M. Broussais ne voit que l'irritation produite par l'influence des agens extérieurs. Il ne reconnaît aucune autre affection de cette chimie vivante.
On peut cependant bien facilement prouver que ces
affections, s'il est permis de s'exprimer ainsi, sont
réellement bien plus nombreuses.

Au sujet des scrophules, par exemple, M. Brous-

sais n'admet d'autres causes de cette maladie, « qu'un
» état d'irritabilité du systême lymphatique, qui
» le rend plus susceptible d'être irrité par les causes
» extérieures, et particulièrement par le froid. »
(Exam., etc., 1.re éd., p. 322.)

. Dans son excellent Traité des maladies scrophuleuses, ouvrage, pour le dire en passant, dont la
traduction ne rend que très-imparfaitement les idées
principales, M. Hufeland reconnaît aussi que la cause
essentielle de cette maladie consiste, en partie, dans
un mode particulier d'irritabilité du systême lymphatique. Mais cette cause n'a pas pu lui paraître
suffisante, puisqu'une irritation produite par le
froid ou par toute autre cause, et fixée sur le systême
lymphatique, ne suffit pas pour produire de véritables scrophules. On voit beaucoup de tumeurs des
glandes, suites de pareilles irritations, qui ne sont
pas des scrophules, quoiqu'elles leur ressemblent
en apparence.

M. Hufeland a reconnu et démontré, en conséquence, qu'une altération ou une âcreté particulière
de la lymphe est le produit nécessaire de toutes les
causes, soit extérieures, soit intérieures, qui prennent plus ou moins de part à la production de la
maladie scrophuleuse. Il a prouvé que cette âcreté
lymphatique constitue un des principaux élémens
de la cause prochaine de cette maladie; que l'on ne
peut attribuer qu'à elle seule un grand nombre des
caractères et des effets de cette même maladie; que
c'est elle principalement qui entretient, renouvelle

et transporte l'irritation sur les diverses parties du système lymphatique.

On peut faire les mêmes remarques au sujet de la génération et des effets de l'âcreté catarrhale, suite de l'action des causes qui ont développé l'irritation sur les membranes muqueuses, et qui, une fois produite, entretient et peut même renouveler cette irritation et les maladies qui en dépendent. On peut en dire autant de l'âcre gonorrhoïque, résultat de l'action du virus syphilitique sur les glandes de l'urètre, et qui entretient, renouvelle et propage la maladie qui le produit, etc.

On ne connaît certainement pas l'essence, la nature de ces altérations ou âcretés humorales, non plus que celle de beaucoup d'autres causes du même genre, qui exercent la plus grande influence sur la production et sur les diverses modifications de beaucoup de maladies, soit aiguës, soit chroniques; mais les différences de ces causes se manifestent par celles de leurs effets. Celles-ci sont du ressort de l'observation.

On a beau répéter que c'est à des modifications particulières et inconnues de l'irritation qu'il faut attribuer ces différences ; on n'expliquera jamais ainsi pourquoi une affection, dans le fond toujours la même, n'a pas toujours les mêmes effets (V. le chap. précédent), lorsque d'ailleurs elle se montre sur les mêmes organes, ou qu'elle se fixe indifféremment sur toutes les parties du corps.

Des effets essentiellement différens doivent toujours être attribués à des causes différentes. On ne peut pas méconnaître l'existence de ces causes, quoiqu'elles ne se montrent pas directement à nos sens. S'il est démontré qu'elles ne résident entièrement, ni dans l'action des agens extérieurs, ni dans les affections des facultés vitales, ni dans les lésions des solides, on ne peut les attribuer, au moins en grande partie, qu'aux altérations des fluides, quoique ces altérations soient elles-mêmes les effets de causes plus ou moins connues, quoique nous ne sachions pas, dans beaucoup de cas, en quoi consistent réellement ces altérations. Ce sont là les conséquences les plus naturelles des faits à cet égard, celles qui nous font approcher le plus près de la vérité. Démontrons ces propositions.

Les maladies catarrhales, les maladies syphilitiques, les maladies scrophuleuses, les maladies dartreuses et psoriques, les affections inflammatoires, les affections bilieuses et muqueuses, etc., toutes ces maladies ont des caractères qui ne permettent pas de les confondre, et qui doivent faire nécessairement supposer dans leurs causes, des différences capables de produire celles des effets.

Il existe bien des rapports généraux entre certains agens extérieurs et chacune de ces maladies; mais ces rapports ne sont pas toujours les mêmes. Plusieurs maladies peuvent être excitées ou développées par des causes extérieures très-différentes; les mêmes agens extérieurs ne produisent pas constamment la même maladie; et l'on est par conséquent bien fondé à penser qu'indépendamment de l'influence de ces agens extérieurs, il doit exister souvent dans le sujet lui-même, des causes non moins importantes, qui donnent à la maladie dont il est atteint ses caractères essentiels.

Il est vrai que l'origine de ces causes internes est souvent due à l'action antérieure, et plus ou moins prolongée d'agens extérieurs, dont l'influence ne peut pas être méconnue. Mais les effets de cette influence, lorsqu'ils ont été produits, existent indépendamment des causes évidentes et éloignées qui ont pu concourir à leur production. Ils constituent alors eux-mêmes des causes véritables, qui sont intérieures et qui contribuent souvent, bien plus que celles qui viennent du dehors, à déterminer les caractères essentiels des maladies dont ces dernières provoquent ou excitent l'invasion. J'ai déjà cité à ce sujet l'exemple des effets de l'infection syphilitique. Il est facile, avec un peu de réflexion, d'en trouver beaucoup d'analogues.

Une observation attentive démontre également que l'influence de l'état des forces et des facultés vitales, quoique toujours très-importante, ne détermine cependant pas constamment et nécessairement la production des mêmes maladies. On voit souvent, en effet, des maladies de même nature se déclarer chez des individus qui présentent entr'eux de grandes différences, sous le rapport de la manière d'être des forces et des facultés vitales. S'il est des maladies

qui atteignent plus fréquemment les individus qui
se ressemblent le plus sous ce dernier rapport, les
exceptions que l'on rencontre à ce sujet, prouvent
assez que cet état des forces et des facultés vitales
n'est pas la seule cause à laquelle ces maladies doivent être attribuées.

Si cette cause suffisait, ne faudrait-il pas que tous
les sujets dont les forces et les facultés vitales présentent la même manière d'être, fussent nécessairement
atteints de la même maladie? L'observation prouve
bien évidemment le contraire. Quoique l'état de faiblesse soit un des élémens de la cause des scrophules
et du scorbut, tous les sujets d'une constitution faible
ne sont cependant pas scrophuleux ou scorbutiques.

Quant aux lésions des solides, ou elles consistent en des dérangemens plus ou moins remarquables
de la forme, des qualités et des rapports physiques
des organes, ou elles se bornent à des modifications
cachées de l'organisation intime des parties. Les
premières se reconnaissent facilement lorsqu'elles
sont extérieures. On a des signes pour découvrir
celles qui sont internes, et elles se distinguent toujours, ainsi, des causes de tout autre genre. Les
fractures, les luxations, les anévrismes, les excroissances de diverse nature, la plupart des altérations
des organes que l'on peut observer dans les cadavres, fournissent des exemples des lésions de ce genre,
effets de causes diverses, et qui deviennent elles-
mêmes causes d'irritations et de maladies plus ou
moins graves.   5

Il est bien plus difficile de reconnaître et de caractériser les lésions des solides, qui se bornent à des modifications quelconques des élémens les plus cachés et les plus subtils des organes. Nos connaissances relatives à l'organisation intime des parties de notre corps, sont encore si peu avancées, que l'on ne peut, en général, rien établir de certain au sujet des altérations réelles de cette organisation. Il est possible que l'on attribue quelquefois aux altérations des fluides, des causes qui devraient être mises au nombre des premières ; mais l'erreur à ce sujet n'est pas aussi dangereuse qu'on pourrait le croire. Car il n'est pas douteux que l'état des fluides n'exerce la plus grande influence sur toutes les modifications possibles de l'organisation.

C'est dans les fluides et par les fluides que s'opèrent les premiers actes de cette chimie vivante, qui préside également à la formation et à la composition des solides. Le degré de densité, de dureté des organes est souvent, en grande partie, l'effet de l'afflux d'une plus ou moins grande quantité de fluides dans leur tissu. Toutes les dégradations, toutes les altérations de ces organes sont liées à des altérations non moins remarquables des fluides. Il importe donc toujours de signaler ces dernières avec toute l'exactitude que comporte l'état des connaissances acquises, en attendant que les progrès de ces connaissances nous permettent de distinguer, si cela est possible, les lésions diverses que peuvent éprouver, dans leurs qualités particulières et dans leurs rapports entr'eux, les élémens de la composition du tissu des organes, et l'influence de ces lésions sur la production des maladies.

Le défaut de ces connaissances, qui ne peuvent encore être remplacées que par des hypothèses et par des suppositions, ne peut pas d'ailleurs nous empêcher de reconnaître que, parmi les caractères de plusieurs maladies, il en est qui démontrent évidemment des altérations dans les fluides vivans, dans leur quantité, comme dans leurs qualités.

Les parties enflammées contiennent une plus grande quantité de sang. La bile se montre à découvert dans la matière des vomissemens et des excrétions alvines. L'impression douloureuse du mucus catarrhāl, de l'écoulement gonorrhoïque, etc., indiquent évidemment un état d'âcreté de ces humeurs. La seule apparence des suppurations et des écoulemens scrophuleux indique une altération réelle de la lymphe, etc.

Sans doute que ces altérations sont souvent l'effet de l'action plus ou moins prolongée de causes extérieures, d'agens connus. Sans doute qu'elles ne peuvent pas être produites sans une affection particulière des facultés des organes vivans. C'est l'irritation qui appelle une plus grande quantité de sang sur la partie enflammée. C'est souvent l'irritation qui attire la bile dans l'estomac. C'est l'irritation, si l'on veut, qui altère les qualités du mucus de la membrane

5..

pituitaire et de l'urètre; c'est elle, si l'on veut encore, qui produit en partie la dégénérescence scrophuleuse, ect.

Mais lorsque ces effets sont produits, ce sang, cette bile, ce mucus catarrhal et gonorrhoïque, cette altération lymphatique, etc., ne sont pas moins des causes qui produisent d'autres effets, et qui méritent par conséquent d'être prises en considération. Dans beaucoup de cas elles persistent après que l'affection dont elles dépendent est entièrement dissipée, et ce sont elles alors qui renouvellent, qui entretiennent l'irritation et la maladie.

Lorsque la dégénération de la lymphe qui constitue la cause matérielle des scrophules existe déjà, s'il importe d'éloigner les agens extérieurs dont l'influence a pu contribuer à son développement, de corriger l'état des forces et des facultés vitales qui la favorise, ces moyens, quoique indispensables et très-utiles, ne suffisent pas pour guérir complétement la maladie. Celle-ci peut se reproduire, se renouveler jusqu'à ce que la nature ou l'art ait détruit la cause humorale dont ses principaux caractères sont les effets. Si l'irritation attire sur une partie enflammée une plus grande quantité de sang, ce sang est lui-même une cause d'irritation qui entretient la maladie, et qui doit être enlevée pour que celle-ci se guérisse. Il en est de même dans les affections gastriques et dans beaucoup d'autres cas analogues, quelle que soit la cause humorale qui

les entretienne. Ces causes humorales ne doivent
donc jamais être négligées , quelque dégoûtantes
qu'elles puissent paraître aux médecins délicats de
nos jours.

Il est certainement des cas où un état d'irritation
des organes augmente leur sensibilité à l'impression
des agens les moins irritans. Les fluides vivans , sans
éprouver aucune altération, produisent souvent ainsi
des irritations qui ne peuvent être calmées qu'en
ramenant à leur manière d'être naturelle, les facultés
des organes avec lesquels ils sont en rapport. Ainsi ,
dans la vessie irritée ou enflammée, l'urine, sans
être plus âcre qu'elle ne l'est ordinairement, développe une vive irritation , comme la lumière la plus
douce irrite l'œil enflammé.

Sans doute que l'on a trop souvent abusé de la
facilité de supposer des causes humorales ou spécifiques. Il y a sans doute des abus à corriger dans
la théorie des Anciens, au sujet de la prédominance
et des altérations de ce qu'ils appelaient des humeurs
élémentaires. On a sans doute beaucoup trop mul-
tiplié le nombre des prétendues cachexies , pour
rendre raison de faits que l'on ne croyait pas pouvoir expliquer autrement; et M. Broussais fait judi-
cieusement remarquer tous ces abus.

Mais pour éviter un excès, faut-il se jeter dans
l'excès contraire ? Si l'on a, sans raison, supposé des
causes du genre de celles dont je parle, dans les
cas où l'on ne peut en démontrer l'existence , et
lorsqu'il faut en reconnaître de toute autre nature,

est-ce une raison de prétendre que ces causes ne méritent jamais aucune attention, dans les cas même où
leur influence sur la production et sur les modifications diverses de l'irritation et des maladies, est le plus
évidemment démontrée? La difficulté consiste à distinguer ces cas, sans jamais s'écarter des conséquences
les plus rigoureuses des faits. Ce sera là un des principaux objets de nos recherches, lorsque nous nous
occuperons des différences des maladies.

Il n'en reste pas moins démontré maintenant, que
ce n'est pas s'écarter de la physiologie, que c'est,
au contraire, en faire de justes et utiles applications
à la pathologie, que de reconnaître que des altérations
particulières des fluides vivans peuvent produire l'irritation et devenir des causes puissantes de maladie;
que ces altérations se trouvent dans tous les changemens des rapports des fluides avec les solides, soit que
la quantité de ces fluides augmente ou diminue, ou
dans tout le corps, ou seulement dans une partie,
soit qu'ils acquièrent des qualités irritantes plus
vives qu'à l'ordinaire, ou différentes de ce qu'elles
doivent être.

Il faut sans doute reconnaître aussi que ces altérations sont, en général, la suite, ou de l'influence
des agens extérieurs, ou des affections des facultés
des solides; que leurs effets sont toujours relatifs à
la sensibilité et à l'irritabilité des organes qui en
reçoivent l'impression. Il faut reconnaître aussi que
l'on ne peut point toujours, à moins de s'égarer dans
le champ des hypothèses, déterminer rigoureuse-

ment quelle est la nature de ces altérations diverses.

Mais si l'on se borne à rassembler tout ce que peuvent apprendre, au sujet de leur génération comme à l'égard de leurs effets sur l'économie animale, l'étude de toutes les causes qui contribuent à produire ces altérations humorales, l'observation la plus attentive des maladies qui en dépendent, il n'y a rien, dans une telle théorie, de contraire aux conséquences les plus naturelles des faits. Elle est l'expression la plus vraie de ces conséquences. Elle nous conduit à distinguer les différences les plus essentielles des maladies ; à évaluer la véritable influence des agens extérieurs et des affections des facultés vitales, sur la production de leurs causes réelles ; à déterminer les vrais caractères des effets de ces causes, malgré les variétés des formes de ces effets, et par conséquent à saisir, dans tous les cas, les véritables indications curatives.

Ce n'est point en répétant à tout propos, et pour toute raison, que cette théorie est ridicule et dégoûtante, que l'on convaincra des hommes pensans. Une doctrine contraire, dans laquelle on croit inutile de remonter à ces sortes de causes pour ne voir qu'un seul fait, l'irritation, au milieu de mille autres également importans, une telle doctrine est certainement bien moins physiologique. Elle est évidemment insuffisante pour distinguer toutes les différences essentielles des causes de l'irritation et des maladies, comme celles de leurs effets.

CHAPITRE V.

Caractères, effets locaux de l'irritation.

Lorsque, en commençant, j'ai décrit d'une manière générale les effets les plus ordinaires de l'irritation, j'ai fait remarquer que, parmi ces effets, il en est de locaux, de généraux, de sympathiques et de synergiques. J'ai fait remarquer aussi que ces effets présentent quelquefois des variétés telles, que l'irritation peut être méconnue là où elle existe réellement; que l'on peut lui attribuer des effets qui n'en dépendent pas, et qu'il importe de faire disparaître, s'il est possible, toute équivoque à ce sujet.

Je ne m'occuperai dans ce chapitre, que des effets particuliers et locaux de l'irritation. J'indiquerai dans les chapitres suivans comment on peut distinguer ces effets de tous ceux qui dépendent d'autres causes, et avec lesquels les premiers s'unissent si souvent et si intimement. Nous appliquerons ensuite ces distinctions à l'étude des effets généraux, sympathiques et synergiques de la même effection.

« Dans toute maladie d'irritation simple , dit » Bordeu (Malad. chron., pag. 79), la partie affec- » tée reçoit une somme de forces plus grande que » de coutume. Elle est plus animée. » C'est là le caractère distinctif de l'irritation.

L'exaltation, l'irrégularité de l'action des facultés vitales qui en est la suite, constituent donc l'irritation proprement dite. La douleur, la tension, les contractions irrégulières et involontaires de la partie irritée, sont les effets locaux et directs les plus certains de cette affection.

Ces effets ne se présentent cependant pas toujours exactement avec les mêmes caractères. Tantôt la sensibilité seule paraît affectée. Dans d'autres cas, les forces motrices le sont plus particulièrement. Quelquefois, l'irritation ne se manifeste que par l'érection, la tension de la partie. Dans le plus grand nombre de cas, tous les mouvemens organiques, ceux de dilatation comme ceux de contraction, sont également accélérés ou plus violens. Il est des cas, cependant, où l'un de ces mouvemens prédomine sensiblement sur l'autre.

Lorsque ce sont ceux de contraction dont l'excès est le plus remarquable, et qui paraissent permanens pendant un certain temps, l'irritation prend le nom de spasme. Quelques auteurs ont donné le nom de spasme dilatatoire aux irritations qui se manifestent par un effet contraire. Les exemples de ce dernier genre se trouvent principalement dans l'érection de certains organes, dans quelques maladies nerveuses où la dilatation, le gonflement sensible de certaines parties, est l'effet de la seule affection des facultés vitales.

Tous ces effets peuvent présenter une infinité de

nuancés , quant à leur degré d'intensité , quant à leur durée. Mais cette exaltation de l'action des forces sensitives et motrices est toujours suivie de fatigue ou de faiblesse. Quelquefois même , avant que l'irritation soit calmée , et sa cause existant encore , l'exaltation des facultés vitales ne peut pas, sans interruption , se soutenir au même degré. Les explosions les plus vives d'une sensibilité exaltée, les convulsions les plus violentes des organes irrités, les douleurs les plus aiguës , sont souvent entre-coupées d'intervalles de repos et d'abattement d'autant plus profond , que l'irritation est plus vive, que les organes ont moins de force pour soutenir sans relâche cette action extraordinaire de leur faculté.

La faiblesse et le relâchement sont donc non-seulement la suite de l'irritation; ils peuvent aussi, dans beaucoup de cas , se mêler , pour ainsi dire , avec elle. Ils forment un élément important de cette affection des facultés vitales. Ils peuvent, aussi-bien que l'exaltation de ces facultés , troubler l'ordre régulier des fonctions , occasioner des maladies plus ou moins graves. On s'expose , par conséquent, à de bien graves erreurs , en attribuant indistinctement à cette seule exaltation des forces tous les effets de l'irritation. (V. les chap. X et XI de ce mémoire.)

Les plus immédiats de ces effets sur la partie irritée, sont le trouble et l'irrégularité des fonctions de cette partie. Ce trouble doit nécessairement suivre l'exaltation de la sensibilité, qui ne ressent plus de la même manière les impressions des excitans ordinaires. Il est aussi la conséquence nécessaire du désordre de l'action des forces motrices , qui n'exécutent plus avec la même régularité leurs mouvemens accoutumés.

Ce n'est pas toujours , d'ailleurs , par les mêmes effets que se manifeste ce trouble des fonctions des organes irrités. L'irritation des organes sécrétoires, par exemple , accélère en général la sécrétion et l'excrétion. Mais quelquefois aussi, lorsqu'elle occasionne un spasme violent, ou qu'elle entraîne à sa suite une faiblesse plus ou moins grande , cette irritation ralentit ou suspend les mêmes fonctions. La sensibilité exaltée des organes digestifs irrités , rend quelquefois pénible et même insupportable la présence des alimens les plus doux ; mais cette irritation s'accompagne quelquefois aussi d'un désir plus vif des alimens ; elle donne lieu au vomissement, à la diarrhée , à la constipation ; elle ralentit ou augmente l'activité des fonctions digestives , selon que les mouvemens naturels de ces organes sont intervertis, ou accélérés, ou suspendus, selon que l'irritation laisse après elle plus ou moins de faiblesse.

On pourrait citer un grand nombre d'autres exemples de ces variétés. Elles sont principalement la suite des modifications diverses de l'état des

facultés vitales, des différences des propriété, de
l'organisation et des fonctions de l'organe irrité,
de l'état dans lequel se trouve cet organe au moment de l'impression des stimulans. Les effets de
cette impression varient aussi, comme nous le
verrons dans la suite, selon qu'elle intéresse plus
particulièrement l'un ou l'autre des élémens des
organes. Les différences des propriétés et de la manière d'agir des stimulans en apportent très-souvent
surtout de bien remarquables dans les suites de
leur action. Mais toutes ces causes ne se bornent
pas à produire de simples variétés de l'irritation.
Si elles n'occasionnent quelquefois que des modifications peu importantes, qui ne changent pas la
nature de cette affection, elles lui ajoutent souvent
de véritables complications qui ne doivent point
être confondues avec elle, et dont la distinction ;
qui mérite toujours une attention toute particulière, sera bientôt un des principaux objets de notre
discussion.

Malgré ces variétés et ces complications, les irritations violentes et subites ne peuvent pas en général être méconnues, lors même que l'action du
stimulus n'est pas aperçue, ou qu'elle est produite
dans l'intérieur du corps. Toutes les fois, en effet,
qu'une douleur vive se déclare sur une partie ;
toutes les fois que cette partie est le siége de mouvemens et de contractions involontaires ; que les
fonctions de cette partie sont troublées ; lorsque ;

d'ailleurs , ces effets locaux s'accompagnent des effets généraux dont j'ai déjà tracé l'esquisse , et que je décrirai bientôt plus en détail , on ne peut pas douter que l'irritation n'existe réellement.

Mais il est beaucoup de cas où les signes de cette affection sont bien moins évidens. C'est ce qui arrive principalement lorsque la cause irritante se développe lentement à l'intérieur ; lorsque l'irritation dépend d'une cause stimulante faible , mais long-temps soutenue ; lorsque , d'ailleurs , elle occupe des organes dont la sensibilité générale ou de relation est peu vive, dont les affections ne se communiquent pas facilement aux principaux centres de sensibilité, dont les fonctions peuvent être lésées jusqu'à un certain point , sans occasioner des dé-sordres remarquables.

L'histoire des maladies chroniques fournit un grand nombre d'exemples de ce genre. Combien ne voit-on pas , en effet , de malheureux traîner une vie languissante , et chez lesquels on ne peut que très-difficilement reconnaître l'existence et le siége de l'irritation qui les consume ? N'a-t-on pas souvent aussi de fortes raisons de penser que des maladies en apparence , pour ainsi dire spontanées , que l'on ne peut attribuer à aucun agent extérieur ou connu , sont l'effet de causes intérieures d'irritation , qui , après avoir agi sourdement pendant un certain temps , développent tout à coup des accidens plus ou moins graves , soit à raison d'un nouveau degré d'intensité qu'elles ont pu acquérir, soit à raison des propriétés et des fonctions de l'organe sur lequel elles se trouvent portées, par un concours de circonstances qu'il n'est pas toujours facile de bien apprécier ?

Il faut nécessairement s'éclairer de toutes les lumières de la séméiotique, pour distinguer ces irritations obscures. Il faut apporter la plus scrupuleuse attention dans la recherche de tous les signes de cette affection ; interroger de toutes les manières possibles, les facultés et surtout la sensibilité des organes que l'on peut soupçonner d'être le siége du mal ; s'entourer de tous les renseignemens que peuvent fournir les circonstances antécédentes ; attendre quelquefois dans le doute des signes plus certains ; car il est des cas où les signes directs ou pathognomoniques de l'irritation ne peuvent être aperçus, et où l'on ne peut découvrir l'existence de cette affection que par la connaissance des causes qui l'ont précédée, quelquefois même par l'observation des effets qui la suivent.

M. Broussais a rendu un service important à l'art de guérir, en rassemblant un grand nombre de faits précieux relativement aux caractères, aux signes, à la marche et aux suites de ces irritations lentes. Sous ce rapport, son traité des Phlegmasies chroniques est un livre réellement utile.

Mais il est bien à regretter que même dans cet ouvrage, la simple irritation se trouve si souvent confondue avec la phlegmasie, et que l'irritation soit toujours considérée comme la cause première et unique de tous les effets qui l'accompagnent ou qui lui succèdent.

Si cependant il importe de ne rien négliger pour ne pas méconnaître cette affection, lorsqu'elle existe réellement, il n'importe pas moins de ne pas la supposer là où elle n'existe pas, et surtout de ne lui attribuer que les effets qui ne dépendent que d'elle seule.

Il est rare que cette affection ne se trouve pas au nombre des effets des causes qui troublent plus ou moins l'ordre régulier des phénomènes de la vie. Il est rare, par conséquent, que parmi les effets des maladies, il ne s'en trouve quelqu'un qui ne démontre l'existence d'une irritation plus ou moins vive. On ne peut souvent en méconnaître les signes, même chez les agonisans dont les forces sont au moment de s'éteindre.

Mais il ne peut pas suffire d'apercevoir les signes de l'irritation la plus faible, pour attribuer à elle seule tous les phénomènes des maladies. Une réflexion attentive sur les nombreuses différences de ces phénomènes, démontre même que l'irritation n'est réellement, en général, qu'un des élémens de la plupart des maladies, dont il faut, autant qu'on le peut, distinguer les véritables rapports avec les autres effets, et surtout avec leurs causes.

D'après ce que l'on a vu des différences des

causes de cette affection, il est facile de juger que cette distinction doit avoir pour principal objet dans beaucoup de cas, de séparer les effets de l'irritation proprement dite, de ceux qui n'en dépendent pas réellement, quoiqu'ils soient souvent confondus avec eux, et qui peuvent être la suite ou de causes tout-à-fait étrangères à celles de l'irritation, ou des propriétés particulières des stimulans. On a déjà conclu de ce qui précède, qu'un grand nombre de stimulans ne se bornent pas à produire une irritation plus ou moins violente; que c'est à leurs propriétés particulières et spéciales qu'il faut attribuer la plupart des différences les plus importantes des maladies; et l'on rattacherait, par conséquent, à l'irritation, beaucoup d'effets qui doivent en être séparés, si l'on n'en distinguait pas soigneusement ceux qui sont la suite de ce que chaque stimulant a de particulier dans sa manière d'agir.

Une autre distinction non moins importante, et que j'ai seulement indiquée, est celle de séparer les effets primitifs de l'irritation, de ses effets secondaires, c'est-à-dire, de séparer les effets immédiats et directs de cette affection, de ceux qui sont la suite ou les effets des premiers. Dans l'économie animale, tous les faits sont tellement liés entr'eux, que les effets d'une cause sont souvent la cause d'autres effets non moins importans; et l'irritation présente un très-grand nombre d'exemples de ce genre. Il arrive assez souvent qu'une irritation même passagère , est le premier anneau d'une chaîne ou d'une série plus ou moins longue d'effets différens , dont chacun est en même temps l'effet de celui qui précède , la cause de celui qui suit ; et les derniers de ces effets peuvent n'avoir que des rapports très-indirects avec la cause de l'irritation , et avec l'irritation elle-même , qui n'en est que la cause occasionelle plus ou moins éloignée.

C'est ainsi que j'ai déjà fait pressentir , et que je proùverai bientôt plus en détail, que la plupart des altérations des fluides et des solides , causes internes d'irritation et de maladie , sont souvent elles-mêmes les effets d'irritations ou de maladies antérieures. Le trouble que l'irritation apporte dans l'exercice des fonctions , les fluxions qu'elle détermine , les affections des facultés vitales qui en dépendent , sont autant de causes qui peuvent, à leur tour , produire d'autres effets , et dont les suites modifiées par un grand nombre de circonstances diverses , n'ont souvent que des rapports bien éloignés avec l'irritation primitive. (Voyez les chapitres VII , IX de ce mémoire.)

Les effets de l'irritation sont aussi bien différens , selon que cette affection est plus ou moins prolongée, selon que le *stimulus* n'a exercé qu'une action instantanée et passagère , ou que sa présence sur l'organe irrité , entretient, renouvelle et aggrave continuellement l'irritation. Ces différences doivent par conséquent être aussi du plus grand intérêt pour le

médecin. Elles doivent le conduire encore à une
distinction importante, qui a pour objet de séparer
les signes ou les effets de la simple irritation , de
ceux qui peuvent faire reconnaître l'existence de
sa cause.

On aurait beau constater que les intestins sont
irrités , on ne connaîtra jamais la nature de la maladie, si cette irritation étant produite par les vers,
on ne distingue pas les signes de la seule irritation,
de ceux qui doivent nous faire reconnaître l'existence de la cause matérielle qui l'entretient et la renouvelle à chaque instant. On tenterait vainement
de calmer cette irritation , si l'on ne met pas en
usage les moyens nécessaires pour en enlever ou en
détruire la cause.

La médecine-pratique fournit tous les jours une
infinité d'exemples de ce genre. Le sens commun
suffit pour en déduire que l'irritation étant un effet
dont il faut toujours tâcher de reconnaître les causes,
il importe surtout de déterminer si ces causes existent encore , si elles sont susceptibles d'être enle-
vées ou détruites.

Toutes ces distinctions, et plusieurs autres dont
nous aurons occasion de parler, sont sans doute
difficiles ; mais la médecine, la science de l'homme
ne peuvent paraître faciles qu'à ceux qui pensent
avoir assez approfondi les objets les plus compliqués,
pourvu qu'ils donnent à leurs opinions l'apparence
d'une simplicité non moins funeste que séduisante.

Il ne suffit pas toujours, pour faire ces distinctions avec exactitude, de comparer les symptômes des maladies avec ce que l'on sait des effets ordinaires de la simple irritation. Ces effets présentent souvent, comme on vient de le voir, de très-grandes différences sans changer de nature. Par cette seule comparaison, il est souvent impossible de déterminer si ces différences sont seulement de simples variétés de l'irritation elle-même, dépendantes de causes accessoires et peu importantes, ou si elles tiennent à des causes essentiellement différentes de cette affection, et qui doivent en être distinguées, ainsi que leurs effets. Mais ce qui trompe rarement à ce sujet, c'est la connaissance des causes des maladies et celle des diverses propriétés de ces causes; ensuite les différences de la durée, de la marche, des périodes, des terminaisons de ces maladies.

On distingue ainsi, avec toute l'exactitude que comporte l'état des connaissances acquises, tantôt les différences des causes par celles des effets, tantôt celles des effets par celles des causes; on apprécie les vrais rapports de l'irritation avec les uns et avec les autres. C'est ce que doivent prouver les détails dans lesquels je vais entrer au sujet des complications de l'irritation, au sujet de sa marche et de sa durée, au sujet de ses effets consécutifs et de ses effets généraux.

6..

CHAPITRE VI.

Complications de l'irritation.

JE ne veux pas parler ici des complications qui peuvent résulter de l'action de plusieurs stimulans. Ces complications ne font que rendre l'irritation plus violente, lorsque tous ces stimulans ne produisent pas d'autre effet que d'exalter plus ou moins l'action des facultés vitales. Quoiqu'il ne faille certainement jamais rien négliger pour reconnaître ces sortes de complications, il en est cependant d'autres qu'il est en général plus important de savoir distinguer. Ce sont celles que produisent les causes capables d'ajouter à l'irritation des effets différens de ceux qu'elle produit elle-même, soit à raison de leurs propriétés particulières, soit à raison du désordre qu'a pu occasioner leur manière d'agir.

Il faut ranger aussi, parmi ces complications, celles qui résultent de la présence de la cause irritante et de la continuité de son action. Quand même cette cause ne produirait pas d'autre effet que de prolonger l'irritation au-delà du temps de sa durée ordinaire, elle en change, au moins sous ce rapport, les vrais caractères. Elle doit par conséquent être considérée comme une véritable complication, avec d'autant plus de raison, qu'elle fournit toujours des indications différentes de celles qui se déduisent de l'irritation elle-même.

Dans ce sens, l'irritation n'est rigoureusement une irritation simple que lorsque les *stimulus* qui l'ont produite, après avoir exercé leur action, ne laissent dans la partie, rien qui puisse altérer ou prolonger les effets de cette affection. C'est alors seulement que les effets que l'on observe doivent être rapportés à la seule irritation. On ne saurait donc trop s'appliquer à distinguer ces cas de ceux où les causes irritantes, par leurs propriétés, par leur manière d'agir ou par la durée de leur action, altèrent plus ou moins les caractères de la simple irritation. Rien n'est plus propre à éclairer nos recherches à cet égard, que la distinction de toutes les causes qui concourent à la production des maladies, et la connaissance des propriétés et de l'action de chacune de ces causes, de celles qui frappent nos sens, comme de celles dont l'action est intérieure et cachée.

Toutes les fois, en effet, qu'une maladie se déclare à la suite de l'action d'agens dont on peut apercevoir les effets, ou dont on connaît les propriétés, il est facile de déterminer si l'irritation est simple ou compliquée. On voit dans une fracture, dans une luxation, que l'irritation est compliquée de la solution ou du dérangement des os de la partie malade. Lorsqu'un poison est introduit dans l'estomac, lorsque le malade a été exposé à l'impression d'un principe contagieux, lorsqu'il a respiré des miasmes

particuliers, etc., on sait quels sont les effets que
chacune de ces causes peut ajouter à ceux de la
simple irritation. Un examen attentif de toutes les
circonstances à l'influence desquelles a pu être
exposé le malade, une recherche scrupuleuse de
toutes les causes intérieures qui peuvent développer
chez lui l'irritation, ou ajouter à ses effets des complications plus ou moins remarquables, conduisent
souvent ainsi à distinguer cette affection de tout ce
qui ne lui appartient pas réellement; et l'on ne doit
jamais rien négliger à ce sujet pour éclairer cette
importante distinction.

« Une dartre fixée depuis long-temps sur la ma-
» melle gauche, disparaît tout-à-coup, à la suite de
» violens chagrins. Bientôt après se manifestent une
» douleur dans le sein, l'engorgement des glandes
» mammaires du même côté. La tumeur augmente,
» la santé de la malade s'altère sensiblement. Un
» régime convenable, l'application d'un vésicatoire
» au bras, l'usage de l'eau de mer en boisson, celui
» des pillules savonneuses, des applications de sang-
» sues plusieurs fois réitérées, dissipent la tumeur au
» bout de trois mois; mais la santé générale continuait
» à être mauvaise, la malade n'avait presque pas
» d'appétit, l'estomac était douloureux, la digestion
» pénible, l'insomnie presque complète. Enfin, le
» vésicatoire que l'on entretenait au bras, se couvrit
» d'une large dartre très-sensible et douloureuse.
» Dès-lors l'équilibre commença à se rétablir, la

» guérison fut complète, à l'exception de la dartre
» qui paraissait désormais fixée sur le bras. »

Qui ne croirait que cette observation a été rédigée
pour fournir une des preuves les plus convaincantes
de la vérité de la théorie que je professe dans ce
mémoire? Elle est, au contraire, consignée dans les
Annales de la médecine physiologique (cahier de
mars 1822, p. 200), pour prouver que le cancer
est toujours l'effet d'une simple irritation qui a son
siége dans le système sanguin, plus rarement dans
le système lymphatique, et dont la cause n'a jamais
rien qui la distingue d'une irritation ordinaire.
(Même journal, février 1822, p. 69.)

Je ne rechercherai pas ici si cette maladie était
véritablement un cancer. Mais ne faut-il pas être bien
aveuglé par l'esprit de système, pour trouver dans
ce fait les conséquences que l'on veut en déduire ;
pour ne pas y voir celles qui en dérivent naturellement? S'il n'y avait pas eu, dans ce cas, une cause
bien distincte de celle d'une irritation simple, et qui
entretenait la première dartre, pourquoi le vésicatoire, qui produit sans doute une irritation, n'a-t-il
pas suffi pour que la guérison fût complète? Pourquoi la santé ne s'est-elle entièrement rétablie que
lorsque cette dartre a reparu ?

Dans ce cas, comme dans beaucoup d'autres analogues, il était facile de reconnaître l'existence d'une
cause particulière qui entretenait l'irritation et ses
suites, et d'en conclure , par conséquent, que les

effets que l'on observait n'étaient pas dus à cette seule affection. Mais les médecins prétendus physiologistes, ne soupçonnent ni l'utilité, ni la nécessité de ces sortes de distinctions. Pourvu qu'ils constatent que l'irritation existe ; pourvu qu'ils pensent en avoir déterminé le siége ; pourvu qu'ils puissent en attribuer le développement à l'influence de quelque stimulant extérieur , ils n'en veulent pas savoir davantage , tout le reste leur paraît inutile.

Il n'est pas jusqu'à la production du calcul de la vessie , que M. Broussais ne pense expliquer fort clairement en l'attribuant à la seule irritation. « C'est » un vice de l'action organique des reins , dit-il , » qui détermine la formation des pierres urinaires ; » et ce vice , comme celui qui produit le diabètes , » et comme tant d'autres dont les auteurs sont fort » embarrassés , rentre dans la série des maladies » d'irritation. » (Exam. 2.ᵉ édit. , pag. 643.) Avec une telle manière de raisonner , il n'est certainement aucune difficulté que l'on ne surmonte sans peine.

Si cependant il est démontré que tous les stimulans ne se bornent pas à produire une simple irritation ; si l'on sait qu'il est des irritans intérieurs , capables d'altérer , de modifier les effets des irritations extérieures, de développer eux-mêmes des irritations ou des maladies plus ou moins graves; si un principe contagieux , tel que celui de la peste ou celui de la fièvre jaune, par exemple , produit des effets bien plus graves et bien plus funestes que ceux de toute autre irritation , même en apparence plus violente , suite de toute autre cause ; si , par exemple encore , une plaie simple chez un individu, dégénère chez un autre en ulcère plus ou moins rebelle , parce qu'il existe chez ce dernier une cause intérieure qui altère , dénature les effets de l'irritation, et lui en ajoute sans cesse une nouvelle ; si tous ces faits sont vrais, il est impossible , comme on veut l'établir dans la nouvelle doctrine , de ne voir que des différences de degré , là où il y a réellement si souvent des différences de nature : il est impossible de croire que ce n'est jamais que par une irritation plus ou moins vive, ou seulement en exaltant plus ou moins l'action des facultés vitales, que tant de causes diverses troublent l'ordre régulier des phénomènes de la santé ; il est impossible de ne pas voir que les maladies présentent souvent dans leurs causes, comme dans leurs effets, des différences qui les distinguent essentiellement entr'elles et d'une simple irritation , qui forment de véritables complications de cette irritation.

Les maladies nerveuses dans lesquelles une affection des facultés vitales, et très-souvent l'irritation, forme l'élément dominant de la maladie, nous présentent elles-mêmes des exemples très-fréquens de ces sortes de complications. Il est bien peu de ces maladies dans lesquelles on ne doive reconnaître l'existence d'une cause distincte de l'irritation ou de toute autre affection des facultés vitales, qui excite,

entretient et renouvelle cette affection. Il en est bien
peu dans lesquelles , par conséquent , on ne doive
distinguer l'irritation de ces causes et de leurs effets.
Le nombre des cas de ce genre serait peut-être
même bien plus considérable , si les connaissances
acquises nous permettaient toujours de distinguer
les véritables causes de ces maladies.

M. Broussais a reconnu lui-même implicitement
la nécessité de cette distinction. Il dit , au sujet de
l'asthme , que cette maladie est liée à toutes les
causes qui peuvent porter l'irritation dans l'arbre
respiratoire et dans l'appareil gastrique (Exam. des
doctr. méd. , 2.ᵉ édit. , pag. 558). Mais cette considération n'a malheureusement jamais pu le conduire
à reconnaître, en conséquence, que les causes variées dont peut dépendre l'irritation , ont, dans leur
manière d'agir , dans leurs propriétés , des différences qu'il est dangereux de confondre avec cette
irritation.

La répercussion d'une éruption cutanée , la ces-
sation d'une hémorragie ou de toute autre évacuation habituelle , une lésion organique , des vers
dans les intestins, tous les agens extérieurs ou intérieurs capables de produire avec l'irritation , des
effets qui s'en distinguent plus ou moins, sont souvent les causes des maladies nerveuses. Ces maladies dépendent souvent aussi d'un état de faiblesse
ou d'atonie des parties qui en sont le siége , soit
que cette faiblesse suive directement l'impression

de causes affaiblissantes , soit qu'elle succède à des irritations antérieures.

Or , dans tous ces cas , si l'on se laisse séduire par les signes de l'irritation , au point de ne voir qu'eux , et d'attribuer exclusivement à cette cause, en négligeant même celles dont elle dépend , tous les effets de la maladie , on ne peut que laisser échapper des considérations importantes pour le diagnostic, pour le pronostic et pour le traitement.

L'apoplexie, qui est l'abolition des plus impor- tantes fonctions du cerveau , et que M. Broussais se borne à considérer comme le plus haut degré de toutes les irritations cérébrales, primitives ou con- sécutives (liv. cit. , pag. 533 , 544) , peut être l'effet ou la suite de toutes les maladies qui affec- tent l'encéphale , de la plupart de celles du systême nerveux en général , quelles que puissent en être les causes variées. Cette maladie peut dépendre aussi de toutes les causes qui occasionnent l'afflux d'une plus grande quantité de sang dans la tête , de toutes celles qui gênent ou arrètent la circulation dans cette partie , etc. , etc. La plupart de ces causes ont sans doute des rapports avec l'irritation ; mais faut-il pour cela négliger tout ce que chacune d'elles a de particulier, et attribuer toujours cette maladie à la seule irritation ? Si parmi les effets de cette maladie , il en est qui paraissent devoir être attribués à l'irritation, combien n'en présente-t-elle pas d'ailleurs qui n'ont rien de commun avec cette affection, qui dépendent évidemment, au contraire, de causes bien différentes ?

L'épanchement de sang qui est en général la cause essentielle de l'apoplexie, et qui peut être lui-même l'effet de tant de causes différentes , n'a-t-il rien de distinct d'une simple irritation ? Est-ce aussi à la seule irritation qu'il faut attribuer la formation de ces sortes de kistes qui isolent l'épanchement au milieu de la substance du cerveau , en facilitent l'absorption , dans les cas où l'apoplexie n'est pas mortelle ? Lorsque des signes précurseurs de cette cruelle maladie permettent d'en prévenir l'invasion et le danger, s'il faut, par les dérivatifs les plus puissans , détourner la tendance des mouvemens du sang vers la tête, ne faut-il pas aussi s'attacher à combattre les causes diverses qui favorisent cette tendance vicieuse ?

Suivant M. Broussais encore, tous les effets du trouble des fonctions digestives, quelles qu'en soient les causes, le spasme de l'œsophage, la pyrosis, le vomissement spasmodique, le mérycisme ou rumination, l'anorexie, la dyspepsie, la boulimie, le pica, la colique nerveuse, la colique de plomb, l'iléus nerveux (liv. cit., p. 554), sont toujours des effets de la seule irritation de la membrane muqueuse de l'estomac ou des intestins, comme l'embarras gastrique, la diarrhée, la dysenterie et toutes les fièvres.

Or, il suffit de rappeler ce que l'on sait des causes de l'irritation, de nommer ces maladies, de faire remarquer ce qu'elles présentent de différences, sous plusieurs rapports, pour se convaincre que si elles peuvent toutes indistinctement dépendre souvent de l'irritation, cette irritation n'est pas toujours la seule et la première cause de chacune d'elles. Si l'on réfléchit surtout à la multiplicité, à la variété des agens qui peuvent exercer leur action sur les organes digestifs, qui peuvent les affaiblir après les avoir irrités, qui peuvent aussi séjourner pendant un temps plus ou moins long dans ces organes, et dont la seule présence mérite toujours par conséquent une attention toute particulière, on demeurera nécessairement bien convaincu que chacune de ces maladies présente souvent d'autres élémens qu'une simple irritation.

Il ne suffit donc pas d'apercevoir quelques-uns des caractères de l'irritation, pour lui attribuer tous ceux des maladies, pour la considérer comme la cause première et essentielle de ces maladies, pour ne regarder que comme des variétés de cette affection, les différences plus ou moins remarquables des effets avec lesquels elle se trouve si souvent compliquée. La réalité de ces complications n'est jamais mieux démontrée que lorsque l'on peut s'assurer de l'existence des causes qui les produisent, lorsque l'on connaît les propriétés et la manière d'agir de ces causes. Cette connaissance des causes et de leurs propriétés, dissipe souvent les doutes qui peuvent s'élever à cet égard, lorsque les diffé-

rences des effets ne sont pas assez remarquables,
lorsqu'elles ne peuvent pas être assez exactement
appréciées.

Mais les causes et leurs propriétés sont souvent
bien difficiles à reconnaître et à distinguer avec
exactitude. Il est beaucoup de cas dans lesquels on
ne peut juger des différences de ces causes que par
celles de leurs effets, parce que les premières se
dérobent à notre observation et à nos recherches.
Les seules différences des symptômes et des effets
des maladies, comparés aux effets de l'irritation
simple, peuvent faire distinguer alors cette affection de ses complications. Il faut nécessairement se
rappeler, dans ce cas, tout ce que l'observation a
pu nous apprendre des caractères essentiels de chaque
genre de maladie; et ce qui trompe le moins à ce
sujet, ce sont les différences de la marche, de la
durée, des périodes des maladies de chaque genre,
comparées à ce que l'on sait de la marche, des périodes et de la durée de la simple irritation.

C'est en méprisant les résultats les plus importans de l'observation à cet égard, que M. Broussais
a confondu l'irritation avec la phlegmasie; celle-ci
avec toutes les maladies; qu'il n'a jamais vu d'autres
différences que celles du siége et du degré d'intensité de l'irritation; qu'il s'est toujours arrété à cette
seule irritation, sans faire aucun cas, ni des différences des causes qui doivent en apporter dans les
effets, ni des différences des effets qui en démontrent d'essentielles dans les causes.

CHAPITRE VII.

Degré d'intensité, durée, marche de l'irritation.

L'IRRITATION ou l'affection des organes vivans qui en constitue l'essence ; l'exaltation ou l'accélération de l'action des facultés vitales, ne présente dans sa durée rien de fixe ni de constant. Cette durée est toujours subordonnée, chez des individus et sur des organes semblables, à la violence ou à la durée de l'action des causes irritantes, à l'importance et à la gravité des accidens qui s'ensuivent.

M. Broussais a reconnu ce principe. « Les irritations, dit-il, n'ont point de durée ni de marche fixes ; l'une et l'autre sont déterminées par l'idiosyncrasie et par l'influence des modificateurs qui agissent sur les malades. » (Prop. de méd. xcvii,)

Cette proposition de M. Broussais ne saurait être contestée. La durée et la marche de l'irritation sont toujours nécessairement modifiées par l'état des forces et des facultés vitales de chaque sujet, par tous les élémens de sa constitution ou de son idiosyncrasie. Elles ne le sont pas moins nécessairement par l'influence de tous les agens qui ajoutent leur action à celle des stimulans dont dépend la première irritation, soit que ces agens viennent du dehors, soit qu'ils se trouvent dans l'intérieur et dans quelque

altération de la manière d'être des solides ou des
fluides vivans, soit qu'il faille les attribuer à la manière d'agir, ou aux propriétés particulières du premier stimulant.

Si M. Broussais avait poussé les conséquences et
les applications de ce principe aussi loin qu'elles
doivent l'être, il aurait aperçu des différences qui
ne lui auraient pas permis d'attribuer indistinctement à la seule irritation, les maladies qui se ressemblent le moins, sous le rapport de leur durée,
de leur marche, de leurs périodes. Il aurait reconnu
que si l'irritation n'a rien de fixe sous ces rapports,
ce que chaque genre de maladie présente à cet égard
de régulier et de constant, est souvent ce qui peut
le mieux nous apprendre à distinguer la simple
irritation des malades dont elle est seulement un
élément plus ou moins important.

Les causes irritantes peuvent être ou instantanées
et passagères, ou fixes et permanentes. Leur action
peut être plus ou moins vive; elle peut être simple
ou composée. On vient de voir que l'irritation ne
doit rigoureusement être considérée comme une
irritation simple, que dans les cas où les stimulans
qui l'ont produite, après avoir exercé leur action,
ne laissent rien dans la partie qui puisse en compliquer les effets.

Un *stimulus* faible ou dont l'action s'écarte peu
de l'intensité d'une simple excitation, si son action
n'est qu'instantanée, ne produit qu'une impression

légère, qui ne dure que peu de momens, qui n'apporte aucun trouble dans les phénomènes de la santé. Le même *stimulus*, par la seule raison qu'il agira d'une manière beaucoup plus violente, ou parce que l'état des facultés vitales les dispose à ressentir vivement son impression, pourra produire des effets bien plus graves. Mais si ces effets ne sont pas de nature à développer de nouvelles causes d'irritation et de maladie, l'irritation, quoique forte, cessera dans peu, pour ne plus reparaître. Telles sont ces violentes irritations, suites de fortes passions de l'ame, qui se calment presqu'aussitôt que leur cause disparaît. Telles sont ces douleurs vives qui ne laissent, après un court espace de temps, aucune trace de leur existence, lorsqu'elles ont été provoquées par des impressions subites et momentanées, qui ne laissent dans la partie aucune cause capable d'entretenir et de renouveler l'irritation.

Les effets des sinapismes, ceux de tous les rubéfians, la piqûre d'une abeille, etc., fournissent des exemples de ces irritations simples, dont la durée ne dépasse pas ordinairement celle de quelques heures, à moins qu'une cause étrangère, extérieure ou interne, ne joigne son action à celle de la première.

Lorsqu'au contraire, l'irritation dépend d'une cause fixe et permanente, quelque faible qu'elle soit, elle doit se prolonger aussi long-temps qu'elle est entretenue ou renouvelée par cette cause. La faiblesse et le relâchement qui succèdent à toute

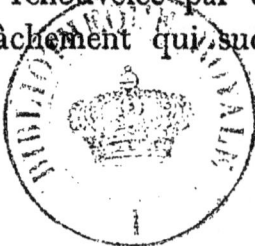

irritation , peuvent l'interrompre , dans le cours
de sa durée , pendant un temps plus ou moins
long ; mais elle n'en continue pas moins. Elle use
insensiblement les forces ; elle peut produire les
plus grands désordres jusqu'à ce que la vie soit
éteinte, ou jusqu'à ce qu'il n'existe plus aucune
cause stimulante.

La seule durée des maladies suffit donc, en général,
pour démontrer qu'elles ne se bornent pas à une
simple irritation ; que cette irritation , lorsqu'elle
existe, et les autres effets que l'on observe, dépendent
de causes particulières qui produisent, entretiennent
ou compliquent l'irritation et ces effets. Trop souvent,
il est vrai, ces causes ne peuvent pas être aperçues ; on
ne peut souvent en déterminer complétement ni la
nature , ni les propriétés ; mais leur existence n'en
est pas moins démontrée. Il est même rare que l'on
n'ait à leur égard quelques connaissances , souvent
insuffisantes sans doute, mais dont les applications
ne sont pas toujours sans utilité. Leur distinction sert
dans beaucoup de cas , du moins à établir entre les
maladies , des différences plus essentielles que celles
de leurs seuls symptômes ; elle sert à ne pas les confondre toutes dans une même affection.

Dans les maladies nerveuses , par exemple,
lorsque toutes les recherches sont inutiles pour en
découvrir les causes matérielles et le siége , lorsque
tout semble prouver même qu'il n'existe aucune
cause de ce genre , c'est confondre évidemment

des objets qui doivent être distingués , que d'attribuer toutes ces maladies à la seule irritation, comme
de lui attribuer tous les symptômes nerveux des maladies , toutes les affections des facultés vitales.

M. Broussais , après avoir établi que la névrose
est le premier degré de l'irritation , en disant (Journ.
supplém. du dict. des sc. méd. , septembre 1819 ,
pag. 237) , que les mots névrose , inflammation et
sub-inflammation constituent les trois nuances de
l'irritation , a été contraint par les faits de reconnaître que les névroses sont actives et passives
(prop. de méd. CCI). « Les premières consistent,
» dit-il , dans l'exaltation de la sensibilité des nerfs
» de relation , et dans celle de la contractilité mus-
» culaire et vasculaire ; les secondes , dans la dimi-
» nution ou l'abolition de la sensibilité et de la
» contractilité (prop. CCII , CCIII). Il convient
» même que les névroses passives dépendent quel-
» quefois d'une influence sédative agissant sur les
» nerfs où elles se manifestent (prop. CCIV). »

Toutes les affections des facultés vitales ne sont
donc pas des irritations. Le mot névrose n'est donc
pas synonyme de celui d'irritation , comme le ré-
pète si souvent le même auteur. Une réflexion attentive sur toutes les différences que présentent les
affections de ce genre , nous oblige même de reconnaître qu'il ne peut pas suffire de les distinguer
seulement en deux classes , l'excès et le défaut d'activité des facultés vitales. Après avoir séparé tous

7.·

les effets de la dernière de ces affections, on ne
peut certainement pas attribuer exclusivement à la
première, tous les autres effets dépendans directement de l'action de ces facultés.

Sans parler même ici de nouveau de cette mobilité nerveuse, de cet engourdissement des facultés
vitales, qui doivent être distingués des états de force
ou de faiblesse (v. chap. II), les maladies qui at-
taquent principalement le système nerveux, présentent des effets bien distincts de toutes les modifications connues des facultés vitales dans l'état de
santé, et qui ont aussi entr'eux des différences bien
remarquables, surtout sous les rapports de leur
durée, de leur marche, de leurs périodes, de leurs
révolutions.

Si l'on compare attentivement les caractères des
différentes maladies nerveuses, sous ces divers rapports, avec ceux de la simple irritation, ceux des
convulsions les plus simples avec ceux de l'épilepsie, de la catalepsie, du tétanos, de la manie, de
l'hystéricie, de la paralysie, de l'apoplexie, etc....,
on ne pourra pas s'empêcher de se convaincre que
si l'irritation doit souvent être mise au nombre des
principaux élémens de ces maladies, cette affection
des facultés vitales, toujours la même, ne peut
pas seule produire des effets aussi essentiellement
différens sous tant de rapports, quelles que soient
d'ailleurs les différences de son siége. Et si nous
n'avons pas des connaissances assez exactes pour

déterminer ce qui caractérise essentiellement les différences de la cause de chacune de ces maladies, dans les cas où l'on ne peut en trouver d'autres qu'une affection des facultés vitales, il est bien plus philosophique et moins dangereux d'avouer franchement notre ignorance à cet égard, plutôt que de tout confondre pour paraître ne rien ignorer.

Jusqu'à ce que l'on parvienne à trouver les raisons de toutes ces différences, on n'acquerra certainement aucune lumière à ce sujet, ni en les attribuant, avec M. Broussais, à des modes partiùliers d'irritaction qu'il ne caractérise nullement, ni en les attribuant, avec le même auteur, à des différences également indéterminées du siége de cette irritation.

Il est évidemment bien plus utile, dans ces cas difficiles, d'observer et de comparer les caractères les plus généraux, les plus constans de ces maladies, pour les classer d'après les différences et les analogies de ces caractères, pour appliquer au traitement de chacune d'elles les résultats de l'expérience dans celui des maladies analogues. Une telle méthode ne peut avoir aucun inconvénient, lorsque, sans rien préjuger sur la nature des causes que l'on ne connaît pas, elle se borne à nous convaincre que ces causes ont entr'elles des différences importantes, et qu'elles se distinguent essentiellement d'une simple irritation ; lorsque, sans rien adopter à leur égard d'hypothétique et d'incertain, elle nous porte cependant à nous

éclairer de tout ce qui a pu être découvert sur les
rapports de ces causes avec celles que l'on aperçoit,
et avec les effets que l'on observe; lorsque, d'ailleurs,
on sait qu'il ne faut se contenter, à cet égard, de l'application des conséquences empiriques de l'observation et de l'expérience, qu'après avoir épuisé toutes
les recherches nécessaires pour distinguer, s'il est possible, les causes matérielles desquelles peuvent dépendre ces affections inconnues des facultés vitales;
lorsque l'on ne néglige rien non plus pour déterminer les organes que ces affections intéressent
particulièrement.

Les maladies aiguës et fébriles dépendent souvent
aussi de causes qu'il est difficile de reconnaître et
de caractériser , et dont l'existence peut seulement
être démontrée par ce qui distingue ces maladies
d'une irritation simple , principalement sous le rapport de leur marche , de leur durée , de leurs
périodes.

Lorsque , parmi les circonstances antérieures , et
parmi celles qui ont provoqué le développement de
la maladie , il n'en est aucune qui puisse nous éclairer complétement sur ses véritables causes; lorsque,
parmi les effets de cette maladie , on ne trouve
aucun signe bien évident de ces causes, on est donc
aussi nécessairement réduit à juger de leurs différences , principalement par celles de leurs effets.
Il faut encore ici avoir comparé un grand nombre
d'observations , pour distinguer parmi ces diffé-

rences celles qui sont les plus essentielles , pour
déterminer quelles sont, parmi les maladies connues , celles avec lesquelles la maladie que l'on observe a le plus d'analogie.

C'est-là, comme je le montrerai plus particulièrement , lorsque je m'occuperai des fièvres , ce qui
a rendu nécessaire la distinction des maladies fébriles en plusieurs genres , dont les différences ca-
ractéristiques se trouvent principalement parmi
celles des effets évidens , de la marche, de la durée,
des périodes de ces maladies. C'est-là aussi ce
qui rend si utile la connaissance des constitutions
médicales , celle de l'influence des climats et des
saisons , les descriptions des maladies épidémiques,
endémiques , etc.

Dans le plus grand nombre de ces maladies, l'irritation paraît dominante. Il en est beaucoup qui
semblent ne pouvoir être attribuées qu'à l'action
passagère , et plus ou moins violente de causes accidentelles d'irritation. Mais ce sont alors les altérations diverses , les fluxions produites par cette
première irritation , qui la renouvellent, qui l'entretiennent , qui excitent ces sortes de réactions
auxquelles il faut attribuer ce que ces maladies
présentent de plus remarquable, et que l'on n'observe jamais dans les effets d'une irritation simple, qui
ne laisse après elle aucune altération , aucune cause
capable de la renouveler et de l'entretenir.

La phlegmasie , par exemple , qui est l'effet le

plus ordinaire de l'irritation , présente elle-même, sous ce rapport, des différences qui la distinguent essentiellement de l'irritation qui l'a produite. Nous verrons, dans la seconde partie de ce Mémoire, que la durée , la marche , les périodes de cette maladie sont la suite de la présence d'une quantité surabondante de sang , attirée par l'irritation , mais qui entretient cette irritation , et ne peut être dissipée que par une série de mouvemens et d'actions, dont l'observation a appris à déterminer les périodes et à prévoir les suites.

La plupart des maladies aiguës présentent ainsi des caractères qui ne peuvent pas permettre de les confondre avec les effets passagers d'une simple irritation, qui doivent, par conséquent, faire supposer, dans chaque cas , des causes distinctes de cette affection , et dont l'existence n'est pas douteuse , lors même qu'il n'est pas possible d'en déterminer la nature , soit que ces causes se bornent à entretenir et à renouveler l'irritation , soit qu'elles lui ajoutent d'autres effets ; soit qu'elles consistent dans l'action souvent répétée de certains agens extérieurs; soit qu'elles se trouvent parmi les stimulans qui se forment à l'intérieur ; soit qu'elles résultent des désordres qu'ont pu occasioner des irritations antérieures , et qu'elles soient du nombre des effets secondaires ou consécutifs de cette affection.

Pour M. Broussais , l'embarras gastrique , la fièvre inflammatoire , la fièvre bilieuse, la fièvre muqueuse , le typhus , la peste , la fièvre jaune ne sont que des degrés différens de la même maladie, de l'irritation ou de l'inflammation de la membrane gastro-intestinale , produite par des *stimulus* qui n'ont d'autres différences que celles du degré d'intensité de leur action. Suivant le même auteur , le catarrhe le plus léger , la phthisie tuberculeuse , la péripneumonie la plus violente ne sont aussi que des degrés différens de la même maladie.

Dans toutes ces maladies , il y a sans doute irritation ; mais, en supposant même que dans les premières, l'irritation soit toujours fixée sur les organes digestifs, comme dans les secondes , elle affecte les organes de la poitrine , ce n'est pas une raison de croire qu'elles ne présentent entr'elles aucune différence ; qu'elles ne se distinguent nullement de la seule irritation.

Si l'irritation existe dans la peste , comme dans la fièvre gastrique , dans l'une et dans l'autre cette irritation n'est excitée , ni entretenue par la même cause. Dans la première , on ne peut méconnaître l'existence d'un principe, quel qu'il soit, venant du dehors , dont la funeste impression sur le système entier de l'économie animale ne peut être méconnue, et se distingue de celle de tout autre stimulant. Dans la seconde , tout démontre la présence dans l'estomac, d'une substance âcre, bien moins délétère que le principe de la peste , qui peut être la suite d'une simple irritation , mais qui entretient cette irrita-

tion , sans développer des effets généraux aussi
graves, et qui peut être facilement expulsé. Aussi
ces deux maladies présentent-elles des effets que
l'on ne peut confondre ni entr'eux , ni avec ceux
qui seraient la suite de la simple impression stimulante d'une cause passagère.

Si l'ivresse , par exemple , produit des effets analogues , sous certains rapports , avec ceux des fièvres
les plus graves , au lieu d'en conclure , avec M. Broussais , que dans ces deux cas les causes sont les
mêmes ; que l'irritation de la muqueuse gastrique
est la seule cause des effets que l'on observe , les
différences remarquables de la durée, des périodes,
des terminaisons de ces fièvres , comparées avec les
effets momentanés de l'ivresse , démontrent bien
évidemment, au contraire , la nécessité de distinguer
dans les maladies dont je parle , des causes essentiellement différentes d'une simple irritation, et qui
prolongent, compliquent nécessairement les effets
de cette affection.

Il reste sans doute beaucoup de choses à découvrir au sujet de ces causes. Ce que l'on sait à cet
égard n'est certainement pas toujours suffisant pour
nous faire distinguer les différences essentielles des
fièvres. Mais si , comme on vient de le voir , celles
de ces maladies évidemment dépendantes de causes
particulières , bien distinctes d'une simple irritation, présentent principalement , sous le rapport de
leur marche , de leur durée , de leurs périodes , de

leurs terminaisons , des différences remarquables , il est bien naturel d'en conclure que les différences de ce genre doivent toujours démontrer la présence de pareilles causes, quelles qu'en soient l'origine et la nature , lors même que nous ne pouvons pas nous assurer autrement de leur existence.

Cette conséquence naturelle des faits a toujours du moins le précieux avantage de nous apprendre à juger , par les effets que nous observons , si les maladies n'ont pas d'autres causes que celles qui frappent nos sens. Elle nous montre la nécessité de ne rien négliger pour découvrir celles de ces causes que nous n'apercevons pas. Dans les cas les plus difficiles, nous déterminons du moins ainsi le point où s'arrêtent les connaissances acquises , et les recherches à faire pour les perfectionner.

La méthode opposée ne tend , au contraire , qu'à restreindre l'étendue et les applications des connaissances les plus importantes. Elle arrête nécessairement toutes les recherches qui pourraient avoir des résultats utiles. Lorsque , avec un mot , on croit tout expliquer , comment voir la nécessité de travailler à de nouvelles découvertes ?

J'ai fait remarquer que l'irritation est souvent entremêlée d'intervalles de repos et de relâchement, parce que les facultés vitales ne peuvent pas toujours soutenir sans interruption, l'action extraordinaire qu'excite l'irritation. Dans quelques cas même , comme l'observe Darwin (Zoonomie) , l'irritation

ne donne lieu qu'à des mouvemens rapides , mais
fréquemment entrecoupés d'intervalles de repos.
C'est ce que l'on voit particulièrement dans quelques
maladies nerveuses, dans la danse de S.ᵗ-Guy , par
exemple , et toutes les fois que les fibres irritées ne
peuvent exécuter que des mouvemens irréguliers ,
parce qu'elles sont incapables de soutenir long-
temps les contractions que provoque l'irritation.

Ce n'est cependant pas toujours à la seule faiblesse qui suit ou qui interrompt l'irritation , qu'il
faut attribuer ce que cette affection présente de plus
remarquable dans les alternatives de repos et d'action dont se composent quelques maladies. Il est
encore à ce sujet un phénomène singulier , celui de
l'intermittence et de la périodicité : phénomène
dont les causes sont jusqu'à présent inconnues ,
mais duquel l'observation a su déduire des conséquences du plus grand intérêt pour la pratique.

Dans un grand nombre de maladies nerveuses et
chroniques , on voit souvent des irritations plus ou
moins vives , plus ou moins longues , se calmer
spontanément , pour reparaître ensuite à des époques plus ou moins éloignées. Ces maladies se
composent ainsi d'une suite d'accès , dont le retour
souvent irrégulier est , dans beaucoup de cas , indépendant de l'influence de toute circonstance évidente et connue. Ce retour tient donc essentiellement aux causes mêmes de la maladie Quoique l'on
ne puisse pas toujours déterminer en quoi consis-

tent ces causes, quoique l'on ne puisse pas dire précisément pourquoi l'action de ces causes n'est pas
continue, on ne peut cependant pas croire que l'irritation soit elle seule cette cause. Puisque cette irritation cesse pour reparaître , il faut nécessairement
qu'une cause quelconque la renouvelle. On aurait
beau calmer cette irritation dans les momens où
elle est le plus violente , elle reparaîtra si sa cause
n'est pas détruite. L'épilepsie , la manie fournissent à ce sujet des exemples bien remarquables.

Dans les maladies aiguës et fébriles , il en est encore autrement. Ici le retour de l'irritation est en
général régulier et périodique. On sait que l'ordre
de ce retour est ce que l'on appelle le type des
fièvres. On connaît les différences de ce type. On
sait aussi que , quoiqu'il existe certains rapports
entre ces différences et la nature ou les causes de la
maladie , ces rapports ne sont pas constamment les
mêmes , et que des fièvres de même nature ont
quelquefois des types différens , comme l'on voit
des fièvres de nature différente se présenter avec le
même type. Ce type ou cet ordre régulier du retour de l'irritation et de tous les autres effets de
la fièvre , tient donc à une cause distincte de toute
autre ; et cette cause , quelle qu'elle soit , peut
d'autant moins être méconnue, que l'on a pour la
combattre un moyen qui n'agit que sur elle. C'est
donc s'exprimer d'une manière bien vague que de
dire que « l'irritation morbide peut être intermit-

» tente ; que ces irritations intermittentes peuvent
» produire des congestions ; que ce sont toujours
» des phlegmasies, des hémorragies , des névroses
» ou des sub-inflammations (Broussais , prop. de
» méd. , prop. CCXX et suiv.) » On confond évidemment ainsi des choses bien distinctes , l'irritation et ses effets, avec la cause qui en produit le
retour périodique.

Je réserve, au surplus , de plus grands détails sur
cet objet , pour le mémoire dans lequel je traiterai
des fièvres , et je ne dis rien encore ici de l'habitude dont on a parlé si souvent à ce sujet. Si cette
habitude est quelque chose , elle est au moins une
affection des facultés vitales bien distincte de l'irritation.

Lorsque l'irritation se prolonge au-delà du court
espace de temps qui est le terme ordinaire de la
durée des irritations simples ; lorsqu'elle suit dans
sa marche des périodes bien différentes,par leur lon-
gueur , par leur régularité , des alternatives de
repos et d'action que l'on observe quelquefois dans
les irritations simples ; dans ces cas on vient de
voir que les maladies doivent être distinguées des
effets de ces simples irritations , quand même ,
d'ailleurs , on ne pourrait apercevoir aucune autre
différence entre ces effets et les caractères des maladies qu'on leur compare.

Les maladies chroniques et les maladies aiguës
nous présentent tous les jours des exemples de ce

genre. Les premières ont une durée fort longue qui ne permet pas de douter qu'elles ne soient entretenues par des causes fixes et permanentes, dont l'action continue prolonge indéfiniment l'irritation , et use insensiblement toutes les forces de la vie. Les secondes ont une durée plus courte, et se font en général remarquer par la régularité de leur marche et de leurs périodes. Elles se distinguent essentiellement ainsi de la simple irritation. Leurs différences doivent nécessairement faire supposer aussi l'existence de causes particulières , qui ne se bornent pas à produire cette simple irritation, ou dont la présence complique elle-même cette affection.

C'est donc considérer les maladies sous un point de vue bien propre à nous cacher beaucoup de vérités, à nous entraîner à beaucoup d'erreurs, à jeter la plus grande confusion dans la théorie de la science et dans la pratique de l'art, que de confondre tous leurs effets avec ceux de l'irritation , que de croire en trouver toutes les causes dans cette seule irritation, tandis que cette affection n'est réellement que le premier effet de beaucoup de causes, quoiqu'elle soit aussi la cause de beaucoup d'effets; tandis que si l'on veut ne lui attribuer que les effets qui en dépendent réellement, si l'on veut en déterminer les vrais rapports avec les causes et avec tous les phénomènes des maladies, il faut mettre la plus grande attention à étudier toutes les différences de ces phénomènes, comme celles de leurs causes.

CHAPITRE VIII.

Fluxions, effets de l'irritation.

UN des effets les plus remarquables de l'irritation, qui peut être rangé parmi ses effets locaux, parce qu'il a, le plus souvent, son siége sur l'organe irrité, mais que l'on pourrait aussi mettre au nombre de ses effets généraux, parce qu'il intéresse des fonctions qui ne se bornent pas à ce seul organe, c'est la fluxion, l'afflux ou l'accumulation du sang ou d'autres humeurs sur la partie irritée.

Tous les médecins connaissent cet ancien axiome: *ubi stimulus*, *ibi fluxus;* et les faits en confirment tous les jours la vérité, quoique l'on puisse remarquer à ce sujet plusieurs exceptions.

Lorsqu'une partie extérieure du corps éprouve l'impression d'un *stimulus*, une piqûre, par exemple, on voit ordinairement cette partie se gonfler, se tendre, rougir et augmenter de chaleur peu de temps après que la douleur, les battemens et les mouvemens de la partie ont signalé l'irritation.

Dans ces cas, il est évident que le sang s'est porté en plus grande abondance sur la partie irritée; qu'il y a été attiré, d'une manière active, par l'exaltation des facultés vitales de cette partie; et que cette fluxion active et sanguine est un des effets directs et primitifs de l'irritation. Lorsque celle-ci a été forte, lorsque l'afflux du sang a été trop considérable pour pouvoir être promptement dissipé, ce sang, contenu dans des parties qui ne sont pas accoutumées à sa présence, est lui-même un *stimulus* qui prolonge et entretient l'irritation. C'est-là ce qui constitue l'inflammation dont nous examinerons en détail, dans la seconde partie de ce Mémoire, les caractères, les causes et les effets.

Mais l'irritation ne produit pas constamment cet effet. Ce n'est pas toujours le sang qui est la matière de la fluxion. Il est des irritations qui semblent repousser, au lieu d'attirer les fluxions. On voit quelquefois aussi des fluxions se former indépendamment de toute irritation, et de fortes irritations n'être pas suivies de fluxions.

Toutes ces différences sont essentielles à remarquer. Il importe d'en reconnaître les causes. Il faut distinguer, comme je viens d'en montrer la nécessité, celles de ces différences qui ne tiennent qu'à de simples variétés de l'irritation, de celles qui doivent être attribuées à de véritables complications de cette affection. Il suffira de la simple exposition des faits relatifs à ces différences des fluxions, pour que l'on puisse facilement leur appliquer ce qui vient d'être dit des moyens les plus propres à faire cette distinction avec toute l'exactitude possible. Il ne sera pas difficile non plus de déduire de ces faits, si l'irritation, comme le prétendent les médecins de la nouvelle secte, est toujours le premier degré de la phlegmasie, si toutes les fluxions produites par l'irritation sont de véritables phlegmasies.

Un vésicatoire appliqué sur la peau, l'irrite certainement; mais la fluxion séreuse qui suit cette irritation, si elle a quelques analogies avec une fluxion inflammatoire, s'en distingue cependant aussi par des caractères bien évidens, par le genre de lésion qu'a produit l'irritation, par la nature de la matière qui forme la fluxion.

Si l'on étudie attentivement les caractères des maladies nombreuses qui affectent la peau, ceux des éruptions variées, des tumeurs de différente nature dont elle est le siége, et dans lesquelles tout indique l'existence d'un principe particulier d'irritation, quelles que soient son origine et sa source, on ne peut pas se refuser à l'évidence des faits qui démontrent les différences les plus remarquables, sous une infinité de rapports, entre plusieurs de ces maladies, de ces éruptions, de ces tumeurs, et une simple fluxion sanguine ou inflammatoire.

Les engorgemens glanduleux et indolens, les tumeurs enkistées, les excroissances polypeuses, les éruptions herpétiques et autres, les pustules de la syphilis, les tumeurs articulaires, etc., ont certainement d'autres causes que celles d'un simple phlegmon, à moins que l'on ne veuille borner la connaissance des causes à celle des causes dites occasionelles, à l'action excitante de quelques agens extérieurs.

Toutes ces maladies ne se manifestent pas non plus
par les mêmes caractères, elles ne produisent pas les
mêmes lésions organiques ; elles n'ont dans leur
marche, ni la même durée, ni les mêmes périodes,
ni les mêmes terminaisons. Ce ne sont donc pas des
maladies identiques ; on ne peut donc pas les attribuer toutes à une simple fluxion sanguine produite
par l'irritation.

Il est facile d'appliquer à la théorie des maladies
des organes intérieurs, les conséquences nécessaires
de ces faits évidens et incontestables. Lorsque, par
exemple, à la suite de l'impression subite du froid,
d'une vive émotion de l'ame, etc., une douleur goutteuse ou rhumatismale, une éruption cutanée quelconque, un écoulement syphilitique, etc., disparaissent tout-à-coup, et qu'en même temps, ou peu
après, se développe une douleur d'estomac, une
affection de poitrine, ou celle de tout autre organe
intérieur, ne doit-on pas penser que la fluxion produite par cette nouvelle irritation, participe des
caractères de celle qui a été brusquement supprimée? Peut-on penser qu'elle ne soit en rien différente d'une simple fluxion sanguine?

L'expérience seule répond à cette question. Elle
a prouvé que, pour guérir cette seconde fluxion, il
faut, ou la rappeler à son premier siége, ou combattre directement la cause essentielle de la première maladie, comme si elle n'avait pas été déplacée.
Il n'est pas de médecin qui n'ait eu, dans sa pratique,

8..

l'occasion d'observer des exemples de ce genre. On sait toutes les différences qu'il y a entre une ophtalmie ordinaire et celle qui succède à la suppression d'un écoulement blennorhagique. M. Broussais lui-même, qui traite de ridicule tout ce qui a été dit des affections rhumatismales de l'estomac et de la poitrine, reproche cependant à un autre auteur, de n'avoir pas remarqué que le transport de l'affection rhumatismale sur le cœur, phlogose les valvules et les bourrelets tendineux des orifices, les rétrécit et produit l'anévrisme (Exam. des doctr. méd., 2.ᵉ éd., p. 758).

Bordeu a démontré que l'irritation, portée sur les canaux excréteurs des glandes, accélère, en général, la sécrétion et l'excrétion. Le fluide sécrété est donc alors celui qui forme la fluxion, celui que l'irritation attire en plus grande quantité que dans l'état ordinaire. Que cet effet dépende de la seule exaltation de l'action des facultés vitales de l'organe, ou que l'on puisse l'attribuer, en partie, à l'augmentation de la quantité du sang qui circule dans cet organe, il n'en résulte pas moins une fluxion différente d'une simple fluxion sanguine.

Un écoulement abondant de larmes est ainsi l'effet de l'irritation de la conjonctive ; une salivation excessive , celui de l'irritation des glandes salivaires. L'afflux dans l'estomac d'une plus grande quantité de bile et de tous les fluides qui servent à la digestion , est ainsi une suite nécessaire de l'irritation des organes qui sécrètent ces fluides, ou de celle de leurs canaux excréteurs. L'irritation des membranes muqueuses augmente ainsi la sécrétion de la mucosité qui les lubréfie, en exaltant l'action de leurs cryptes muqueuses.

L'irritation peut, il est vrai, occasioner aussi sur les organes sécrétoires et sur leurs canaux excréteurs, des fluxions semblables à celles qui ont lieu sur toutes les autres parties. Il est ainsi des catarrhes inflammatoires, d'autres dans lesquels on ne peut pas méconnaître des différences relatives à la nature des causes ou de la matière de la fluxion. Les catarrhes, comme toutes les autres fluxions, peuvent ainsi être entretenus par les principes du rhumatisme, des dartres, des écrouelles, etc. Il en est de même des effets de l'irritation portée sur tous les organes sécrétoires.

Mais ces complications ne font pas que l'augmentation de la sécrétion et l'afflux de l'humeur sécrétée ne méritent toujours une attention particulière, ne fournissent des considérations importantes pour déterminer la nature et le traitement de la maladie; ne la distinguent, sous plusieurs rapports, d'une simple phlegmasie. Ce sera particulièrement en traitant de cette dernière affection, que je montrerai la nécessité de distinguer ces complications.

Les différences des fluides attirés par l'irritation sont, d'ailleurs, d'autant plus importantes à connaître, que les fluxions produisent des effets secondaires ou consécutifs , dont la nature dépend en grande partie de la quantité et des qualités des fluides accumulés ou extravasés dans des parties avec lesquelles ils ne se trouvent plus dans leurs rapports ordinaires ; et ces effets ou les maladies qui en dépendent , doivent être évidemment bien distingués de la première irritation qui a excité ou développé la fluxion.

Dans la vessie , par exemple , une plus grande quantité d'urine attirée par l'irritation de cet or-gane ou de toute autre partie des voies urinaires, peut, par sa seule présence trop long-temps pro-longée , et par son âcreté particulière , non-seule-ment augmenter l'irritation , mais encore donner lieu aux lésions les plus graves , développer les ma-ladies les plus rebelles, qui n'auront, dans la suite, que des rapports fort éloignés avec l'irritation pri-mitive , et qui présentent des indications bien différentes de celle de calmer cette irritation.

Les différences de ces effets consécutifs des fluxions dépendantes de celles des qualités des fluides qui les forment , sont surtout remarquables dans les caractères des tumeurs , des ulcères , et des maladies qui ont leur siége à l'extérieur. On connaît toutes les différences qui distinguent les caractères et les suites d'une plaie simple , d'un ulcère vénérien , ou scorbutique , ou scrophuleux; d'une tumeur inflammatoire , ou œdémateuse , ou enkistée. Lorsque ces maladies occupent le même

siége, lorsqu'elles paraissent produites par la même
cause évidente, ce n'est ni au siége de la fluxion,
ni au degré d'intensité de la cause extérieure de l'irritation qui a pu produire cette fluxion, qu'il faut
attribuer les différences de ces effets ; et si les causes
de ces différences peuvent se trouver quelquefois dans
l'état des solides et des facultés vitales de la partie
malade, elles doivent se trouver souvent aussi dans
les différences des qualités et des altérations des
fluides qui forment la fluxion.

De telles différences sont plus difficiles à distinguer dans les maladies internes. Pour les reconnaître, il faut alors, comme je l'ai montré dans les
chapitres précédens, rechercher toutes celles des
causes connues et celles de la durée, de la marche,
des périodes des maladies.

J'ai dit qu'il était des cas où l'irritation, bien
loin d'attirer les fluxions, semblait, au contraire,
les repousser. Cet effet a lieu principalement, lorsque l'irritation produit le spasme, ou fait prédominer les mouvemens de contraction. Les effets
des astringens, celui de l'impression du froid, sont
les exemples de ce genre les plus remarquables. On
voit souvent, à la suite de ces causes, des fluxions
se former sur des organes exempts de toute irritation antérieure, ou qui souvent se trouvent même
dans un véritable état de faiblesse et de relâchement.
On a tout lieu, par conséquent alors, d'attribuer
à la contraction de la partie directement irritée,

au reflux des fluides qu'elle contenait, les fluxions qui se portent sur des organes plus ou moins éloignés, et y développent l'irritation, au lieu d'être attirées par elle.

Les catarrhes, la diarrhée sont souvent ainsi la suite de l'impression du froid sur la peau, dont l'irritation, ou du moins la contraction, est bien remarquable par l'exaltation de ses forces toniques, par le resserrement de son tissu, par le changement de couleur qu'elle éprouve. L'immersion dans l'eau froide des extrémités inférieures d'une femme, dans le temps de ses menstrues, suffit souvent pour arrêter l'écoulement et produire des fluxions fâcheuses sur des organes importans. L'application des topiques astringens, toniques ou répercussifs, réussit souvent aussi à arrêter des écoulemens, à répercûter des éruptions, à faire disparaître des fluxions; et les suites funestes de l'abus de ces moyens ne prouvent que trop que, dans ces cas, la partie irritée est le point de départ, et non l'aboutissant de la fluxion.

Il est encore bien d'autres cas où les fluxions ne sont pas moins indépendantes de toute irritation locale de la partie qui les reçoit.

Nous verrons dans la seconde partie de ce Mémoire, qu'il est des états que les Anciens appelaient orgasme ou turgescence, dans lesquels les fluxions sont toujours imminentes, parce que des fluides surabondans semblent toujours prêts à les former; et la fluxion est souvent encore alors la cause de l'irritation, au lieu d'en être l'effet. Nous verrons dans un des chapitres suivans (chap. XI), qu'il est des fluxions dont la principale cause est une espèce de secousse, une sorte d'ébranlement général dans la distribution régulière et les mouvemens du sang et des humeurs. On sait, de plus, qu'il est des fluxions produites par un état contraire à l'irritation. Ce sont celles que l'on appelle passives. Il me suffira de prouver ici cette dernière proposition.

Un organe frappé d'atonie se laisse facilement pénétrer et distendre par les fluides qui circulent dans son tissu, et qui trouvent plus de résistance dans les autres parties. Il suffit de comparer une partie du corps infiltrée ou œdématiée, avec une tumeur inflammatoire, pour se convaincre que les causes de la première de ces fluxions, n'ont rien de l'activité de celles de la seconde. Dans celle-ci, c'est l'excès d'action d'une partie vivante qui attire vers elle le sang et les humeurs; dans la première, le défaut de résistance de la partie malade la laisse distendre; le poids seul du fluide suffit souvent pour l'y entraîner et augmenter la tumeur.

M. Broussais, dans ses propositions de médecine, a reconnu l'existence des fluxions passives. « La » diminution partielle de la vitalité, dit-il (prop. » LXXXI), détermine souvent une congestion » morbide qui est passive. » Mais il a ensuite en-

tièrement négligé de considérer ce que peut la faiblesse pour la production des fluxions. Après avoir
reconnu le principe, il en a méconnu les conséquences. Pour lui, toutes les fluxions, pourvu qu'il
puisse distinguer la plus légère trace d'irritation,
sont des fluxions actives et sanguines, de véritables
inflammations, sans aucune distinction des autres
élémens et des autres causes de la maladie. (V. Exam.
des doctr., p. 104, 513, 530, etc.)

Si cependant, même dans les fluxions passives,
l'irritation peut quelquefois contribuer, en partie,
à la production des mouvemens fluxionnaires, la
faiblesse de la partie irritée ne doit pas moins être
prise en considération; elle n'influe pas moins sur
la production de la fluxion. Nous avons vu que
l'irritation et la faiblesse peuvent exister chez le
même individu et sur le même organe; que souvent
la faiblesse dispose à l'irritation, et que l'irritation
elle-même est une cause de faiblesse et de relâchement. Il n'est donc pas impossible que ces deux
élémens se trouvent réunis comme causes de fluxions.

Si dans plusieurs cas, par exemple, on ne peut
pas méconnaître un principe d'irritation parmi les
causes des échymoses qui se forment chez les sujets
très-faibles, chez les scorbutiques, sur des parties
légèrement comprimées ou contuses, sur celles qui,
par la situation habituelle du corps, se trouvent les
plus déclives, l'irritation n'est cependant bien évidemment ni la seule, ni la principale cause de ces
sortes de fluxions.

Une fluxion, déterminée sur un organe faible par une légère irritation, ne doit donc pas être confondue avec celle que produit la même irritation sur un organe fort. La fluxion qui occasionne une hémorragie chez un scorbutique, quoique excitée par une irritation, est donc bien différente de celle que la même irritation peut produire chez un sujet sain et vigoureux.

Il peut se présenter à ce sujet une infinité de nuances particulières; et l'on aurait peut-être évité beaucoup de discussions inutiles, relativement aux fluxions actives ou passives, si, au lieu d'adopter à cet égard des opinions toujours exclusives, on avait reconnu que l'irritation et la faiblesse peuvent contribuer, sous différens rapports, à la production des fluxions; si l'on avait appris à distinguer dans chaque cas, avec toute l'exactitude possible, les rapports de ces deux causes, ou le degré d'influence de chacune d'elles.

Je dois faire remarquer enfin, qu'il est des irritations qui ne sont pas suivies de fluxions; que toute irritation n'est par conséquent pas cause de fluxion, au moins d'une fluxion sensible.

Sans parler même des cas où l'irritation est légère et se dissipe sans être suivie de fluxion, on a beaucoup d'exemples d'irritations très-vives, qui se bornent à l'affection des facultés vitales ou du système nerveux. L'irritation, la piqûre des parties tendineuses et aponévrotiques, développent les accidens nerveux les plus graves, les douleurs les plus vives, le tétanos, les convulsions les plus violentes, souvent sans que l'on aperçoive sur la partie piquée ou irritée aucune trace de fluxion. La névralgie ou tic douloureux, indique bien évidemment une irritation fixée sur une branche de nerfs. Cette irritation ne s'accompagne cependant, en général, d'aucune fluxion apparente sur la partie, d'aucune rougeur, d'aucune tumeur, d'aucune chaleur.

M. Broussais a reconnu (liv. cit., p. 706), qu'à la suite de morts convulsives, par causes morales, et de quelques asphixies, on ne rencontre rien dans les cadavres qui indique que la fluxion ait succédé à l'irritation. Morgagni parle d'un grand nombre de pleurétiques dans lesquels on ne trouva, après la mort, aucune trace de phlegmasie. Un des partisans de M. Broussais prétend que ces faits ne prouvent rien contre la doctrine de son maître, parce qu'il est vraisemblable que, dans ces cas, c'est moins l'inflammation que la douleur qui a tué les malades. (V. dict. des sc. méd., art. irritation, p. 146.) Il me semble cependant que ces faits, et tous ceux du même genre, prouvent, jusqu'à l'évidence, qu'il peut exister des irritations assez fortes pour donner la mort, sans s'accompagner de fluxion. Car il est bien rare que, dans ces cas, la mort soit assez prompte pour que la fluxion n'ait pas le temps de se former, si elle devait avoir lieu.

En supposant même qu'il en soit quelquefois ainsi,

ces faits démontrent au moins que l'exaltation de l'action des facultés vitales, est quelquefois assez violente pour produire elle seule les effets les plus funestes. Ils prouvent donc que cette affection où la névrose n'est pas seulement, comme on veut l'établir, le premier ou le plus faible degré de l'irritation, mais qu'elle en constitue l'essence ; qu'il ne faut par conséquent pas confondre l'irritation avec les fluxions, avec la phlegmasie et avec tous les effets qui peuvent lui succéder ; ils prouvent que les différences de ces effets ne se bornent pas à celles du degré d'intensité de la même affection.

La fluxion n'est donc pas toujours un effet nécessaire de l'irritation, quelque violente que soit cette affection. On a dû se convaincre que les fluxions, lorsqu'elles suivent l'irritation, ne sont pas toujours des fluxions sanguines et inflammatoires. Leurs différences dépendent principalement de celles des organes irrités, de celles des fluides qui les forment, de celles des complications de l'irritation et du genre de lésion qu'elle occasionne. On a vu qu'il est des irritations qui repoussent au lieu d'attirer les fluxions ; que les fluxions se forment souvent sur des parties exemptes de toute irritation antérieure, et qui se trouvent même dans un état de relâchement et de faiblesse. C'est donc négliger des distinctions bien importantes, que de considérer l'irritation comme inséparable de la fluxion ; que d'attribuer toutes les fluxions et leurs suites à la seule irritation locale de la partie sur laquelle elles se forment; que de confondre toutes les fluxions avec la phlegmasie; que de croire que l'irritation est toujours le premier degré de cette maladie. Tels sont cependant les principes fondamentaux de la doctrine physiologique. On ne peut pas nier que ces principes ne soient vrais dans beaucoup de cas. Mais ils sont susceptibles, comme on vient de le voir, d'un grand nombre d'exceptions qu'il est souvent dangereux de méconnaître et de négliger.

CHAPITRE IX.

Altérations des fluides et des solides, effets de l'irritation.

Des altérations plus ou moins remarquables dans la manière d'être des fluides et des solides vivans, sont très-souvent la suite de l'irritation ; mais elles sont produites, dans beaucoup de cas, par les complications de cette affection ; dans d'autres cas, elles n'en sont que des effets secondaires, ou consécutifs, ou dépendans de causes que l'irritation développe, mais qui n'en doivent pas moins être distinguées. L'étude de ces altérations doit donc encore nous conduire à déterminer plusieurs des rapports de l'irritation avec les causes et avec les effets des maladies.

« Dans toute érection vitale , dit M. Broussais
» (Traité de phys. appl. à la path., pag. 29), il y
» a augmentation des phénomènes de la chimie
» vivante , de température , de nutrition , de
» sécrétion : phénomènes qui dépendent de la
» transformation des fluides , et supposent des
» modifications apportées par la puissance vitale ,
» aux affinités moléculaires. »

Cette proposition est juste ; mais elle est remarquable dans les écrits d'un médecin qui refuse
d'attribuer aux altérations des fluides aucune influence sur la production des maladies ; car on a vu
que l'auteur de la Doctrine physiologique ne fait
aucun cas de ce genre de causes. A l'exemple du
nosographe philosophe dont il fut l'élève , et dont il
critique les opinions avec si peu de ménagement ,
les altérations humorales lui inspirent un tel dé-
goût , qu'il ne se donne même pas la peine de
discuter les faits qui peuvent en démontrer l'existence ; et ce grave motif lui paraît sans doute suffisant ; il n'en allègue point d'autres contre l'évidence de ces faits.

On sait cependant que la colère , la terreur et
toutes les fortes passions de l'ame suffisent pour
donner au lait , à la salive , des qualités presque
vénéneuses. Les irritations physiques ne sont pas
moins propres à altérer les qualités naturelles des
fluides vivans ; et ces altérations deviennent nécessairement elles-mêmes des causes de maladie. On a

déjà vu que tout ce qui change les rapports naturels
des qualités des fluides , avec les propriétés des
solides, doit troubler l'ordre régulier de l'action de
ces derniers.

C'est ainsi que beaucoup de causes , en excitant
d'abord des irritations locales , développent souvent
dans les fluides des altérations auxquelles il faut attribuer la production d'un grand nombre de maladies plus ou moins graves. Les inflammations , les
catarrhes, les affections gastriques , les scrophules,
les dartres , le cancer, etc. , fournissent des exemples de ce genre ; et il peut exister les différences
les plus remarquables entre les véritables causes de
ces maladies , quoiqu'elles succèdent toutes à l'irritation.

Le trouble que l'irritation peut apporter dans
l'exercice des principales fonctions nécessaires au
renouvellement continuel des fluides , à la conservation de leur composition , de leurs qualités naturelles , les fluxions surtout sont les effets de l'irritation, desquels résultent en général les altérations
humorales. Il est impossible que les fluides restent
dans leur état naturel , lorsque l'exaltation de l'action vitale des organes en altère profondément les
fonctions ; et l'irritation peut produire à ce sujet les
effets les plus différens , en raison de la diversité
des organes qu'elle affecte , et du mode d'impression que ses causes exercent sur ces organes. Les
fluides qui forment les fluxions doivent d'ailleurs

nécessairement éprouver, par leur stagnation, des altérations plus ou moins graves, en raison de leur quantité, de leur composition et de l'action des parties où ils se trouvent. L'absorption qui s'exerce dans toutes ces parties, ne peut agir sur ces fluides sans les mêler avec la lymphe et avec le sang. De là des changemens plus ou moins graves dans la composition et les propriétés des humeurs animales ; de là, par conséquent, des causes de nouvelles irritations, de nouvelles maladies et d'une infinité d'effets différens, bien éloignés de l'irritation première dont ces causes ne sont que des effets secondaires.

Il faut méconnaître entièrement les lois les plus générales des rapports qui lient entr'eux tous les phénomènes de la vie, pour attribuer à la seule irritation, comme le fait toujours l'auteur de la nouvelle doctrine, tous les effets qui peuvent lui succéder, sans faire aucun cas de la série plus ou moins longue d'effets et de causes dont elle provoque le développement, et qui en produisent de nouveaux, essentiellement distincts, sous bien des rapports, des effets primitifs et directs de cette irritation elle-même. Il est sans doute souvent difficile de suivre sans interruption, cette chaîne de causes et d'effets, de déterminer rigoureusement la nature et les différences des unes et des autres. Mais l'imperfection de nos connaissances à cet égard ne doit pas nous porter à négliger les conséquences naturelles des faits les plus certains. Il n'est pas indif-

férent de confondre l'irritation avec d'autres causes,
quoique l'on ne connaisse pas la nature de ces
dernières. C'est souvent un grand avantage dereconnaître que deux maladies sont différentes , quoique
l'on ne puisse pas déterminer rigoureusement les
causes de ces différences. Si la théorie de la science
offre à ce sujet des vides à remplir , il est toujours
important de les connaître. Pour ces cas difficiles ,
les applications des résultats de l'observation et
de l'expérience dans les cas analogues , peuvent
d'ailleurs toujours bien moins nous égarer, que les
principes d'une théorie évidemment imparfaite.

Dans l'ictère , par exemple , suite , si l'ont veut,
d'une simple irritation de l'organe sécréteur de la
bile , lorsque les vices de cette sécrétion ont altéré
la composition et les qualités du sang et des humeurs,
au point qu'il en est résulté les plus graves désordres
dans l'exercice de toutes les fonctions , dans l'état
des solides et de leurs facultés , l'hydropisie ou le
marasme , etc. , peut-on penser qu'il suffise de
constater l'existence de cette irritation primitive,
de cette cause éloignée et occasionelle , pour connaître les véritables causes de la maladie ? Peut-on
penser qu'il faille exclusivement s'occuper de calmer
cette irritation pour diriger le traitement d'une maladie séparée de cette irritation première , par une
série d'effets nombreux qui sont autant de causes
dont il importe nécessairement de déterminer, aussi-
bien qu'on le peut, la nature et les rapports? Peut-on

penser même que cette simple irritation ait pu produire elle seule des effets aussi funestes , sans être
entretenue par une cause , au moins par une fluxion
qui en a prolongé la durée, et qu'il fallait par conséquent connaître et détruire pour prévenir tous les
effets qui pouvaient en résulter ?

Ce que j'ai dit précédemment de la théorie des
scrophules, fournit un autre exemple du même genre
bien remarquable (V. le chap. IV.). Dans tous les
cas analogues, l'influence de l'irritation sur les altérations humorales, se borne donc à développer les
causes véritables de ces altérations et des maladies
qui en dépendent. Il est aussi beaucoup d'autres cas où
ces causes dépendent moins de l'irritation elle-même
que de ses complications.

Tous les médecins savent qu'il est des poisons et
des venins qui ont la fatale propriété de changer
promptement la consistance et les qualités du sang
et des humeurs. On connaît à ce sujet les résultats
des expériences de Fontana, sur le venin de la vipère.
Les effets promptement funestes de ce venin, la décomposition presque instantanée du sang et des
humeurs qui en est la suite , ne peuvent pas être
attribués à la seule irritation , puisque les mêmes
effets ne succèdent pas à l'action de tous les stimulans. La même remarque s'applique naturellement
aux effets des principes contagieux qui se perpétuent
en produisant dans les fluides des altérations inconnues, à la vérité, dans leur essence, mais bien évi-

9..

demment distinctes des effets de toute autre irrita‑
tion, au moins par la faculté qu'acquièrent ces fluides
de communiquer l'infection qu'ils ont reçue.

Si le quinquina, si le mercure, si les cantharides,
si l'opium, si la ciguë, etc., ne pouvaient produire
dans la manière d'être des fluides vivans, comme
sur les organes, d'autres effets que ceux qui dépen‑
dent d'une irritation simple, il serait indifférent
d'employer l'une ou l'autre de ces substances pour
remplir les indications variées que présentent les
maladies. La diversité des suites de leur action, dé‑
montrée par la nécessité d'en saisir les véritables
indications, par les dangers de leur administration
mal dirigée, prouve donc que cette action n'a pas
seulement pour effet d'irriter, d'exalter l'action des
facultés vitales. Il est impossible de ne pas en con‑
clure que, dans beaucoup de cas, les altérations des
fluides doivent être attribuées à des causes bien
distinctes de cette simple irritation, aux propriétés
particulières des stimulans, aux différences des im‑
pressions qu'ils produisent.

Il en est de même des lésions ou des changemens
qu'éprouvent fréquemment les solides à la suite de
cette affection, et qui sont le plus souvent aussi, ou
les effets des complications de l'irritation, ou ceux
de ces effets primitifs et secondaires, et particuliè‑
ment ceux des altértions humorales qui lui succèdent.

Lorsque l'irritation n'est que passagère et momen‑
tanée, si elle est simple, si ses causes ne produisent

dans la partie irritée, aucune lésion, de quelque nature que ce soit; s'il n'en résulte aucune fluxion; si elle n'est pas assez violente pour apporter dans l'exercice des fonctions un trouble considérable, et, par suite, d'occasioner une altération quelconque des fluides, elle ne peut être suivie d'aucun changement dans la manière d'être des solides. C'est là le cas des irritations les plus légères et sans complication, comme de plusieurs irritations vives, mais essentiellement nerveuses.

La même irritation, quoique simple, passagère et instantanée, si elle est assez violente pour déterminer une fluxion, altère nécessairement, d'une manière évidente, la forme, le volume, la consistance, la couleur de la partie irritée; mais souvent encore, dans ces cas, ces changemens physiques et organiques n'ont pas une durée plus longue que celle de la fluxion : ils disparaissent avec elle. On voit tous les jours, sur les parties extérieures du corps, des fluxions plus ou moins vives, suites d'irritations passagères, qui ne laissent après elles aucune lésion organique. L'effet des épispastiques, plusieurs inflammations et éruptions cutanées, fournissent un grand nombre d'exemples de ce genre. On peut facilement en trouver d'analogues parmi les maladies fixées sur les organes intérieurs.

Lorsque, au contraire, l'irritation est long-temps entretenue ou souvent renouvelée sur la même partie, lorsqu'elle est très-violente, lorsque la cause qui la produit est de nature à exercer sur les parties solides

ou sur les fluides, ou dans la manière d'être des
facultés vitales, une action particulière, indépendante de l'irritation, ou qui en complique les effets;
dans ces cas, les organes irrités peuvent éprouver
des altérations beaucoup plus graves, beaucoup plus
durables; mais il est facile de se convaincre que ces
altérations ne sont pas du nombre des effets directs
et primitifs de l'irritation; qu'elles dépendent, en
général, bien moins de cette affection elle-même,
de la simple exaltation de l'action des facultés vitales,
que de l'action particulière des causes qui entretiennent ou renouvellent cette exaltation et qui la compliquent, ou de celles que l'irritation elle-même
peut avoir développées.

L'action d'un corps piquant, tranchant ou con-
tondant, détermine sans doute une irritation; mais
elle fait en même temps une plaie ou une contusion
plus ou moins grave. Il est bien évident que ce n'est
pas à l'irritation seule qu'il faut rapporter les lésions
organiques qui suivent cette action. Si ensuite un
corps quelconque, resté dans la plaie, renouvelle
et entretient l'irritation, cause de nouveaux désordres, des fistules, des caries, etc., il est encore bien
évident que si c'est par la continuité de l'irritation
que ces derniers effets sont produits, ce n'est pas
à la seule irritation qu'il faut s'arrêter pour y remé-
dier, et que l'expulsion ou la destruction de la cause
de cette irritation doit être le but principal du médecin.

Il en est de même dans une infinité de cas,

quoique les complications et les causes de l'irritation
ne soient pas toujours aussi évidentes. Les altérations
organiques dépendantes d'une fluxion goutteuse,
vénérienne, scrophuleuse, etc., nous présentent les
mêmes élémens que celles dont je viens de parler:
tantôt une irritation compliquée d'effets dépendans
de l'action particulière de la cause irritante; tantôt
une irritation entretenue et renouvelée par une cause
permanente, et qu'il faut s'efforcer de détruire. Ces
causes comprennent nécessairement toutes celles
qui compliquent l'irritation, toutes celles qui succèdent à cette affection. Les fluxions, les altérations humorales sont évidemment de ce nombre.
Les différences des effets de ces causes dépendent
encore de toutes les modifications que doivent apporter dans les suites de l'irritation, la variété des
organes affectés et de leurs fonctions, comme l'influence de toutes les circonstances environnantes.

Les cicatrices, les adhérences contre nature, les
fausses membranes, les ulcères, les fistules, les en-
durcissemens partiels et squirrheux, les tumeurs de
diverse nature, enkistées, stéomateuses, etc.; celles
des articulations rhumatiques ou scrophuleuses, les
nodosités des goutteux, les dégénérations tubercu-
leuses, lardacées, cancéreuses, etc.; les excroissances
polypeuses, celles des os et du périoste, les dila-
tations anévrismales et variqueuses, l'atrophie de
certaines parties, la putréfaction même ou le spha-
cèle, etc.: toutes ces altérations ou lésions organiques

peuvent donc succéder à l'irritation. Mais il faut vouloir confondre des objets essentiellement bien différens, pour attribuer toujours indistinctement tous ces effets à cette seule affection, sans aucune distinction des causes qui la produisent elle-même ou qui l'entretiennent, de celles qui en compliquent, en modifient les suites, sans distinguer aussi l'irritation de ses effets secondaires ou des causes qu'elle a pu développer.

M. Broussais pense cependant avoir fait faire un grand pas à la science, en découvrant, « que toutes » les dégénérescences des organes que l'on observe » après la mort, sont l'effet d'un point d'irritation » analogue à ceux que nous guérissons par les » moyens les plus simples, analogue à ceux qui se » développent dans les viscères, sous l'influence des » mêmes causes qui peuvent faire naître à l'exté- » rieur du corps, les maladies qui nous sont les » plus familières, telles que le panaris, le furoncle, » l'érysipèle, etc., etc.; et ces causes, dit-il, sont » tout ce qui peut exalter l'action vitale dans un » point, aux dépens du reste du corps ». (Exam. des doctr. méd., 2.ᵉ édit. p. 249.); comme si toutes les causes des maladies se bornaient toujours à produire ce seul effet, et qu'à cette irritation seule il fallût attribuer toutes les suites de toutes les maladies.

Aussi, dans son traité des phlegmasies chroniques, lorsqu'il a décrit, d'ailleurs, avec beaucoup d'exactitude les désordres que laissent ces maladies dans les parties qui en ont été le siége , ce n'est jamais qu'à l'irritation seule qu'il attribue tous ces effets, comme ce n'est jamais aussi que l'irritation qu'il a en vue de combattre dans le traitement.

Un stimulant aura porté l'irritation sur l'estomac; cette irritation, chez des individus parfaitement semblables, mais produite par des causes différentes, aura été l'occasion des maladies les plus disparates, les unes aiguës , les autres chroniques ; les unes simples , les autres très-compliquées ; les unes faciles à guérir , les autres mortelles ; les unes ne laissant dans l'estomac aucune trace de leur existence , les autres développant les altérations organiques les plus graves. N'importe , en adoptant les conséquences de la doctrine de M. Broussais , il faut admettre que l'irritation est toujours la seule , la véritable cause essentielle et première de tous ces effets ; il faut attribuer ce que chacun de ces effets présente de particulier , aux seules modifications qui doivent suivre les différences du degré d'intensité et du siége de l'irritation. Il est ridicule pour un médecin de la secte physiologique, de vouloir établir d'autres distinctions.

Lorsque cependant , comme dans le cas que je suppose, l'irritation est portée sur le même organe, et chez des individus semblables , toutes les différences des effets doivent provenir de celles des causes. Plusieurs de ces différences peuvent dépendre , sans doute, de celles du degré d'intensité de l'action de ces causes. Mais, parmi ces causes, il en est qui séjournent plus ou moins long-temps sur l'organe irrité ; il en est qui exercent sur cet organe une tout autre action que celle de l'irriter, qui compliquent cette irritation, d'effets ou de lésions différentes. Les fluxions qu'attire l'irritation, peuvent être plus ou moins violentes, formées par des fluides différens, donner lieu à divers effets secondaires et consécutifs. On ne peut que s'exposer, par conséquent, à méconnaître dans beaucoup de cas, les véritables causes des lésions organiques qui suivent l'irritation, si l'on néglige toutes ces différences, pour les attribuer toutes indistinctement à cette seule affection.

Il est même, d'ailleurs, des cas où les altérations des solides, comme celles des humeurs, dépendent de causes entièrement opposées à l'irritation elle-même. On connaît à ce sujet les effets des affections tristes de l'ame, ceux de toutes les causes débilitantes, et de toutes celles qui ralentissent l'exercice régulier des fonctions qui engourdissent l'activité des facultés vitales. En dernière analyse, toutes les causes capables de gêner, de troubler le mode de nutrition des parties vivantes, doivent entraîner à leur suite des désorganisations plus ou moins graves. L'atonie peut donc, aussi-bien que l'irritation, produire un pareil effet. M. Broussais en convient lui-même (v. prop. LXXXI, LXXXII).

Il n'en attribue cependant pas moins en général à l'irritation seule toutes les lésions organiques; et ce n'est pas à ce sujet seulement , comme on a déjà pu s'en convaincre plusieurs fois , que l'évidence des faits le force à des aveux contraires à son sys-tême , sans lui en faire reconnaître l'exagération. (On trouvera beaucoup d'exemples de ces contra-dictions, dans un ouvrage qui a pour titre : *M. Brous-sais réfuté par lui-même* , etc. *Paris , mai 1822.*)

CHAPITRE X.

Effets de l'irritation sur les forces en général.

Rien , dans l'économie animale , n'est plus remar-quable que les rapports nombreux et intimes qui lient toutes les parties du corps vivant et tous les phénomènes de la vie. C'est par ces rapports que des organes différens concourent si merveilleuse-ment , pendant la santé , à l'exercice des mêmes fonctions. C'est par eux que, dans les maladies, l'irri-tation ou l'affection d'une seule partie est ressentie par d'autres organes plus ou moins éloignés , plus ou moins importans ; qu'elle se communique même à tout le système. C'est principalement à ces rap-ports qu'il faut attribuer ce que les maladies pré-sentent de plus constant et de plus régulier dans leur marche et dans leur durée. C'est par eux prin-

cipalement que s'opèrent les révolutions des maladies, celles qui en aggravent le danger, comme
celles qui en amènent la guérison.

La connaissance de ces rapports est ce qui doit
nous diriger dans l'étude des effets généraux, des
effets sympathiques et des effets synergiques de
l'irritation. Cette étude, comme celle des effets
particuliers et locaux de cette affection, doit avoir
encore pour résultat de nous apprendre à en distinguer les vrais caractères, à ne jamais la confondre
avec les causes et les effets dont elle est si souvent
compliquée.

Un des principaux effets de l'irritation étant de
concentrer les forces, d'en attirer les mouvemens
sur l'organe irrité, le ralentissement de l'action de
ces mêmes forces dans toutes les autres parties, et
par conséquent une sorte de faiblesse dans tout le
système, doit être une des suites les plus ordinaires
de cette affection des facultés vitales, lorsqu'elle
reste fixée sur un seul organe.

Tout le monde sait que, dans la première période
de la digestion, la concentration des forces sur
l'estomac diminue l'activité de celles des organes
extérieurs, et invite naturellement au repos. Tous
les médecins ont observé qu'une irritation locale,
surtout si elle est violente, si elle intéresse un organe très-sensible ou très-important, diminue, ralentit l'action des facultés vitales dans toutes les
autres parties, la suspend même quelquefois tout-

à-fait pour quelques instans. La syncope , suite des
vives douleurs , des spasmes si fréquens dans les
maladies nerveuses , ou des fortes passions de l'ame,
l'abattement, l'affaiblissement que les mêmes causes
laissent si souvent après elles , sont les effets les plus
remarquables de ce refoulement , de cette concentration des forces sur la partie irritée , de l'espèce
d'abandon dans lequel elles laissent toutes les autres
parties.

Un des effets les plus ordinaires de cette concentration des forces et du mouvement qui l'opère, au
moment de l'invasion de l'irritation, est un sentiment de froid plus ou moins vif qui se répand sur
la surface de tout le corps, ou seulement sur quelques points de cette surface. Le premier moment de
la digestion, l'acte de la conception, les évacuations critiques, l'invasion des maladies, celles de
leurs paroxismes, etc., s'accompagnent, en général,
de ce frisson qui a lieu toutes les fois que l'action
d'un organe devient plus vive qu'elle ne l'était. Tantôt
c'est de l'organe irrité que paraît partir le sentiment
de froid que l'on éprouve, c'est, dans d'autres cas,
vers cet organe que ce sentiment paraît se concentrer; et cet effet mérite d'autant plus de fixer notre
attention , qu'il est souvent un des signes qui nous
servent le mieux à déterminer l'existence d'une irritation intérieure et cachée. Tout sentiment de froid
qui se déclare spontanément, sans que l'on puisse
l'attribuer à l'influence d'aucune cause extérieure

et connue, dépend en effet, le plus souvent, d'un
déplacement des forces produit par l'irritation, et
indique par conséquent l'existence de cette affection,
surtout lorsqu'il s'accompagne ou qu'il est suivi de
quelqu'un de ses autres effets.

L'état des forces du malade, l'importance et le
mode de sensibilité de l'organe affecté, doivent nécessairement apporter de grandes différences dans
le degré de force et la durée du frisson précurseur
de l'irritation, comme dans le degré de faiblesse
qui l'accompagne. Il existe cependant toujours un
certain rapport entre les différences que l'on observe
dans ces deux effets et celles du degré d'intensité
de l'irritation elle-même. Une irritation très-forte
doit produire, en général, toutes choses égales
d'ailleurs, un frisson plus vif et plus long, une faiblesse plus grande qu'une irritation légère ; mais
c'est surtout pour distinguer les irritations simples
des irritations compliquées, que l'on peut trouver
dans les effets dont je parle, des caractères qui
trompent rarement. Ces caractères sont les retours
plus ou moins fréquens du frisson, la durée plus
ou moins prolongée de la faiblesse.

On ne peut pas douter que l'irritation ne soit
continue, entretenue ou souvent renouvelée par une
cause qui la complique, lorsque le frisson, précurseur de cette affection, se prolonge plus ou moins,
se renouvelle lui-même à des époques plus ou moins
éloignées, plus ou moins régulières.

Dans les maladies aiguës et périodiques, les causes de cette périodicité sont trop peu connues, pour que l'on puisse en déterminer la nature; mais il n'est pas moins évident, comme je l'ai déjà fait remarquer (chap. VII), que ces causes sont bien distinctes d'une simple irritation. Dans un grand nombre de maladies chroniques, on peut plus facilement reconnaître les causes qui entretiennent, qui compliquent l'irritation, et auxquelles il faut attribuer les retours des frissons qu'éprouvent les malades. Dans la phthisie pulmonaire, par exemple, c'est de l'inflammation partielle et successive des tubercules, des progrès de la désorganisation et de l'ulcération des poumons, que dépendent les frissons dont les retours fréquens et plus ou moins réguliers démontrent la continuité de l'irritation et de l'action de causes contre lesquelles les forces de la vie s'épuisent en efforts inutiles. La présence d'une pierre dans la vessie, celle d'un corps étranger dans toute autre partie, produisent des effets analogues. Il en est de même dans tous les cas où une cause quelconque entretient une irritation permanente, dont les effets se renouvellent jusqu'à ce que cette cause soit détruite ou les forces vitales entièrement épuisées.

La durée de l'état de faiblesse que produisent les irritations locales, n'est pas une preuve moins convaincante de l'existence de causes qui entretiennent ou renouvellent cette affection. Cette faiblesse, lorsqu'elle est produite par une irritation simple, n'est

qu'une faiblesse apparente, qui se répare facilement
bientôt après que l'irritation est dissipée. Elle ne
peut se prolonger que lorsqu'il existe des causes qui
entretiennent l'irritation elle-même. Elle n'est réelle et
durable que lorsque des causes antérieures l'avaient
déjà préparée, ou lorsque la réparation des forces
est arrêtée ou empêchée par la durée de l'irritation
elle-même, par la manière d'agir des causes qui l'ont
produite, ou par les suites de cette action.

Il faut donc nécessairement reconnaître à cet égard
deux distinctions importantes : ou bien une irritation
simple et passagère ne produit qu'une fausse apparence de faiblesse qui se dissipe dès que l'irritation
est calmée ; ou bien la faiblesse et l'irritation sont
entretenues par des causes qu'il importe d'enlever
pour faire cesser l'une et l'autre ; ou bien la faiblesse
ne dépend plus de l'irritation ni de ses causes, elle
est profondément établie ; il existe une véritable résolution, au lieu d'une simple oppression des forces.

Il n'est personne qui n'ait été témoin de syncopes,
de défaillances qui suivent une douleur vive, une
forte passion de l'ame, et qui se dissipent aussi
promptement que l'irritation qui les occasionne. Il
est des cas, il est vrai, dans lesquels cette concentration des forces peut être tellement vive, qu'il
peut s'ensuivre des accidens plus ou moins graves.
On a vu quelquefois des impressions très-violentes,
physiques ou morales, être suivies d'une mort
prompte, d'apoplexie, de paralysie, d'hémorragies

funestes et d'autres effets plus ou moins fâcheux.
On peut croire que de pareils effets dépendent, dans
quelques cas, de la seule affection des facultés vitales,
de la nouvelle impulsion que l'irritation a imprimée
aux mouvemens, à la distribution des forces. Mais
il est bien rare, si l'on y réfléchit avec attention,
que l'on ne puisse pas trouver les véritables causes
de ces accidens, ou dans ce qu'a eu de particulier,
dans sa manière d'agir, la cause même de l'irritation,
ou dans les dispositions particulières du sujet, qui
forment un genre de causes bien distinctes de l'irritation et de ses effets. Les causes de ces accidens
se trouvent souvent aussi dans les effets de l'irritation elle-même, dans les fluxions, les congestions qu'elle a pu produire, dans les altérations des
solides ou des fluides qui ont pu en être la suite,
dans le trouble, la suspension de fonctions plus ou
moins importantes qu'elle a pu occasioner.

Toutes les fois qu'il existe des causes de ce genre,
ce n'est donc pas à la seule irritation qu'il faut attribuer les suites funestes ou la durée de la concentration des forces qu'elle occasionne. Il en est de même
dans tous les cas où l'irritation est compliquée d'une
cause quelconque qui l'entretient ou qui la renouvelle.

Si l'irritation, par exemple, a excité une inflammation, si elle a attiré une fluxion sanguine sur un
organe important, si les forces concentrées sur cet
organe abandonnent tous les autres et semblent
produire une faiblesse plus ou moins profonde, cette

concentration des forces est sans doute l'effet de l'irritation; mais elle aurait été promptement dissipée si l'irritation elle-même avait cessé, si elle avait été simple, si elle n'était pas entretenue par cette fluxion. Cette fluxion, qui entretient l'irritation, est donc aussi la première cause de la faiblesse qui en est la suite. C'est donc cette cause qu'il faut reconnaître et distinguer pour se faire une juste idée de la maladie et de la faiblesse qui l'accompagne. Si l'on se contente d'attribuer cet effet à la seule irritation, on confondra nécessairement ce cas avec tous ceux dans lesquels cette irritation et la diminution de l'activité des forces qui la suit, dépendent de causes différentes d'une fluxion sanguine. Des vers dans les intestins, un amas de sucs dépravés dans l'estomac, la présence dans ce viscère de substances âcres et stimulantes, l'action de causes analogues sur tout autre organe, déterminent souvent des irritations qui s'accompagnent aussi d'un abattement plus ou moins considérable des forces, et dont la cause première, qui est celle de l'irritation elle-même, doit être connue, si l'on veut déterminer avec discernement le choix des moyens propres à relever les forces abattues, à détruire l'obstacle qui en gêne le développement et l'action.

Dans tous ces cas, les forces ne sont donc qu'opprimées, leur développement est gêné par l'irritation entretenue elle-même par des causes particulières. Mais tous ces cas sont encore bien différens de ceux dans lesquels la faiblesse est réelle , profonde , indépendante de toutes les causes qui entretiennent l'irritation , et de l'irritation elle-même , quoiqu'elle ait pu en être l'effet.

Lorsqu'un malade a été exposé, pendant un temps plus ou moins long , à l'influence de causes affaiblissantes ; lorsque celles qui ont développé l'irritation et la maladie , sont de nature à produire une perte , une diminution réelle des forces ; lorsque la durée de la maladie a produit le même effet par le défaut de nutrition et le peu de régularité des autres fonctions : dans tous ces cas , on ne peut pas douter qu'il n'existe une faiblesse réelle difficile à réparer , qui fournit des indications distinctes de celles des causes qui l'ont produite ou qui l'entretiennent , et de l'irritation elle-même. C'est sur ces principes qu'est fondée la distinction reconnue entre l'oppression et la résolution des forces , dont j'ai déjà montré quelques avantages (chap. II).

Hippocrate (*de vict. rat. in acut.*) a été le premier à se plaindre que les médecins ne savaient pas assez bien distinguer la faiblesse réelle d'avec celle qui n'est qu'apparente, et qui n'est que l'effet momentané de la douleur, d'une irritation quelconque, ou de toute autre cause qui gêne le développement et l'action des facultés vitales. Tous les observateurs , depuis Hippocrate , qui , fidèles à sa doctrine , ont su rester étrangers à tout esprit de secte , n'ont pas cessé de démontrer , par les

faits , la nécessité de cette distinction , de chercher
à déterminer , avec toute l'exactitude possible , les
signes sur lesquels elle doit être fondée. Barthez,
qui s'est particulièrement occupé de cet objet
(v. nouv. él. de la sc. de l'hom. , 2.ᵉ éd. , chap. 13),
a reconnu, avec la plupart de ceux qui l'avaient précédé , et avant M. Broussais , que les signes de la
plus grande faiblesse , la petitesse et la lenteur du
pouls , la gêne des principales fonctions , la diminution de la chaleur du corps , etc. , ne peuvent
pas suffire pour déterminer si la faiblesse est réelle
ou apparente. Mais il a reconnu aussi , ce que n'a
pas fait M. Broussais , que cette distinction est la
conséquence nécessaire de l'examen attentif de toutes
les causes qui ont précédé la maladie, de toutes
celles qui l'ont produite , et de toutes les circonstances qui environnent le malade.

Ces distinctions sont entièrement étrangères à la
nouvelle doctrine physiologique. Comme l'on se
plaît , dans cette doctrine , à confondre l'irritation
avec ses causes et avec ses effets, pour ne considérer
que cette seule affection , et lui prêter ainsi une
existence tout-à-fait chimérique, on ne trouve jamais
que cette irritation pour cause de la faiblesse qui
forme un élément important d'un si grand nombre
de maladies. Ou si l'évidence des faits a contraint
l'auteur de cette doctrine à distinguer quelques cas
dans lesquels la faiblesse doit être considérée comme
indépendante de l'irritation , il établit à ce sujet des

principes si imparfaits, il est surtout si avare des applications de ces principes, que l'on peut facilement juger qu'il ne les a établis que pour se préparer à répondre à des objections trop convaincantes.

« La débilité, dit M. Broussais (v. prop. de méd. » CDXXIII et suiv.), est le plus souvent l'effet » de l'irritation. » Il ajoute bien que « la débilité » seule peut quelquefois constituer la maladie. » Mais il s'en faut bien ensuite qu'il attribue à cette faiblesse toutes les maladies qui en dépendent réellement. Il borne les cas de ce genre aux suites des hémorragies traumatiques, à celles des vives douleurs et des convulsions, à l'interruption du cours du sang qui se rend au cerveau, à l'asphixie produite par l'aspiration des gaz délétères.

Dans tous les autres cas, même dans les paralysies qui succèdent aux grandes déperditions des fluides, même dans le marasme qui succède aux excès vénériens, l'irritation est toujours, pour M. Broussais, la principale cause de la faiblesse.

Il admet bien qu'il est des modificateurs qui éteignent la vitalité sans produire de réaction appréciable. Il cite à ce sujet (v. prop. CDXXXIII et suiv.), les miasmes provenant de la putréfaction, les exhalaisons des malades trop concentrées ; les principes contagieux du typhus et des fièvres pestilentielles. Mais lorsque ces causes ne tuent pas tout à coup, lorsqu'elles excitent la fièvre, il ne voit d'autres causes de l'abattement des forces qui en est la suite, que l'irritation de la membrane muqueuse

gastro-intestinale , sans tenir compte de l'action pernicieuse de la cause essentielle de cette irritation ,
sur les facultés vitales.

M. Broussais reconnaît bien aussi que la somme
des forces diminue dans les maladies d'irritation ,
parce que « la précipitation des mouvemens orga-
» niques fait prédominer la décomposition et l'éli-
» mination sur la composition et sur l'absorption
» (prop. CDXLIII). » Une faiblesse réelle est donc
alors la suite des effets consécutifs de l'irritation.
Il n'en attribue pas moins toujours et uniquement
aux points d'irritation qui restent dans les organes
après leurs maladies , la faiblesse des convalescens;
et , dans tous les cas , calmer cette irritation vraie
ou supposée , est pour lui le moyen principal pour
relever les forces. (Exam. des doctr. méd., 2.ᵉ éd.,
pag. 503.)

M. Broussais s'étonne que l'on puisse encore aujourd'hui adopter un préjugé qui remonte à Hippocrate , et qui consiste , dit-il , à juger de la faiblesse
de l'économie en général pendant les fortes chaleurs
de l'été, ou dans les climats très-chauds , par celle
de l'appareil musculaire locomoteur. (Liv. cit.
pag. 150.) Il lui semble que les ouvertures des
cadavres prouvent évidemment le contraire , et que
la faiblesse que l'on éprouve dans les saisons les
plus chaudes , n'est que la suite d'un état d'irritation des organes digestifs, qui est , selon lui , le
principal effet de cette chaleur.

Il avait cependant reconnu ailleurs (tr. des Phleg.

chr. , 1.re éd., tom. 2 , p. 188), que la chaleur de l'atmosphère, comme l'électricité, « si elle augmente » la susceptibilité générale , si elle précipite la cir- » culation , diminue aussi l'irritabilité , dispose la » trame du corps à la *dissociation* ; de sorte qu'elle » laisse après la mort les fibres peu irritables , et le » corps très-disposé à la putréfaction. » Or , il y a certainement là d'autres causes que la seule irrita- tion des organes gastriques pour produire une fai- blesse réelle.

Il existe donc des causes qui détruisent réellement les forces , indépendamment de l'irritation. Cette résolution , cette diminution des forces doit donc être bien distinguée de leur simple oppression, effet direct de l'irritation. On a vu , à ce sujet , qu'une irritation simple se borne en général à produire une concentration passagère des forces , qui disparaît bientôt après elle , à moins que sa violence ou l'action de ses causes ne lui ajoutent des effets qui rendent la réparation des forces plus ou moins dif- ficile. On a vu que cette fausse faiblesse , cette op- pression des forces se prolonge bien plus long-temps, peut avoir des suites bien plus graves , lorsque l'ir- ritation est compliquée ou dépendante de causes fixes qui en prolongent plus ou moins la durée ; et dans ces cas, l'irritation , si elle est vive , si elle est long-temps prolongée , peut entraîner à sa suite une véritable résolution des forces , à raison des altérations des solides ou des fluides qui peuvent en être la suite, à raison du trouble des fonctions les plus nécessaires à la réparation de ces mêmes forces.

Ces distinctions sont indispensables pour apprécier exactement l'influence de l'irritation sur les forces en général, pour ne pas confondre cette influence avec celle de beaucoup d'autres causes. Bien entendu, toutefois, que l'état des forces de chaque sujet doit apporter, à cet égard, dans les effets de l'irritation, de grandes modifications. La simple oppression de ces forces doit être d'autant plus difficile à réparer, leur véritable résolution doit être d'autant plus facile, qu'elles ont déjà moins d'énergie, moins d'activité; et c'est particulièrement à ces effets, comme aux autres effets généraux, sympathiques et synergiques de l'irritation, qu'il faut appliquer ce que j'ai fait remarquer, en commençant, de l'influence puissante des divers états des facultés vitales sur les caractères, les effets et les suites de cette affection. (V. chap. II.)

CHAPITRE XI.

Irritations générales.

L'IRRITATION semble produire quelquefois, sur les forces en général, des effets opposés à cette sorte de fausse faiblesse, à cette concentration des forces

qui en est ordinairement la suite. Il semble assez
souvent qu'elle excite un surcroît d'action des facultés vitales dans tout le systême ; qu'elle ajoute
aux forces une nouvelle intensité. Elle paraît accé-
lérer sensiblement l'exercice de plusieurs fonctions
importantes. Ce second effet succède souvent au
premier. Des effets aussi opposés ne peuvent pas
dépendre des mêmes causes, quoiqu'ils se suivent
l'un l'autre. La concentration des forces est un effet
nécessaire de toute irritation locale. L'effet contraire
ne peut être produit que lorsque cette irritation devient générale, lorsqu'elle s'étend et se transmet aux
organes les plus importans, à ceux qui, par leurs
propriétés et par leurs fonctions, ont avec tous les
autres les rapports les plus intimes, les plus nombreux, les plus nécessaires. L'intensité de l'irritation, la nature de ses causes contribuent souvent
aussi à la propager et à la répandre.

La nouvelle doctrine physiologique a cependant
pour un de ses principaux objets, d'établir que
toutes les maladies sont des affections ou des irritations locales ; que si leurs effets ne se bornent
pas toujours à l'organe primitivement affecté, c'est
seulement à raison des sympathies qui lient entr'elles
toutes les parties du corps vivant ; que l'irritation
n'est par conséquent jamais générale, ou que jamais
elle n'intéresse à la fois les facultés de toutes ces
parties, et qu'il n'y a par conséquent jamais que
des irritations locales, primitives ou sympathiques.

Il est sans doute important dans toutes les maladies, de déterminer quel est l'organe de l'affection duquel dépendent réellement tous les effets que l'on observe. On ne peut pas se dissimuler même que les difficultés des recherches à cet égard, n'en aient trop souvent détourné les observateurs, et n'aient ainsi contribué, dans beaucoup de cas, à faire attribuer à des causes ou à des affections générales, des maladies dont on ne savait pas assez bien déterminer le véritable siége. Sous ce rapport, la doctrine de M. Broussais peut rendre de véritables services à la science, puisqu'elle dirige l'attention des médecins sur des recherches dont les résultats ne peuvent être que très-utiles, toutes les fois que l'on saura ne pas en exagérer les conséquences. Mais les abus d'une vérité ne peuvent pas servir de preuves contre elle; et à ce sujet, comme à l'égard de plusieurs autres points de doctrine non moins importans, on n'est pas peu surpris de voir M. Broussais croire trouver dans les abus des principes les plus vrais, des raisons suffisantes pour rejeter ces principes eux-mêmes, et mettre à leur place des erreurs non moins blâmables que les abus qu'il critique.

Il nous sera facile, en effet, de nous convaincre que s'il ne faut jamais rien négliger pour distinguer le siége primitif des maladies, il est cependant bien des cas où l'on ne peut méconnaître l'existence d'irritations générales, qui intéressent en même temps

les facultés de tous les organes, soit que cette affection soit primitive et dépende de l'action de causes
qui agissent en même temps sur tout le système ;
soit qu'elle succède à des irritations locales qui, par
leur violence ou par la nature des organes qu'elles
affectent, envahissent les facultés de toutes les parties, altèrent toutes les fonctions. Nous trouverons
des preuves de ces vérités, même parmi les principes de la doctrine physiologique.

On connaît beaucoup d'excitans qui ne bornent
pas leur action à une seule partie, mais qui l'exercent à la fois sur un grand nombre ou sur tout le
système. « La chaleur atmosphérique, dit M. Brous-
» sais (prop. CCCXIX), est l'agent le plus propre
» à produire l'exaltation des phénomènes vitaux. »
Or, cette chaleur n'agit pas ordinairement plus
particulièrement sur une partie du corps que sur
une autre. Elle excite les facultés vitales dans toutes
ces parties en même temps. La lumière, l'électricité, la plupart des qualités et des altérations du
fluide atmosphérique, exercent le plus souvent leur
action de la même manière.

Les mouvemens musculaires, un exercice violent, les passions vives de l'ame produisent une
agitation, des secousses que tous les organes ressentent en général plus ou moins vivement. Il est
aussi des alimens, des boissons, des poisons, des
remèdes, des causes de maladie qui, indépendamment de l'irritation qu'ils peuvent occasioner sur

les organes qui en reçoivent directement l'impression, contiennent des principes que l'absorption
répand sur tous les points de la substance du corps,
et avec eux l'irritation qui en est la suite. Il est bien
peu de personnes que leur expérience particulière
ne puisse convaincre à ce sujet. Il en est bien peu
qui n'aient éprouvé que des boissons spiritueuses,
des alimens aromatiques et échauffans produisent
une agitation qui est plus ou moins ressentie par
tous les organes ; et cette agitation n'en est pas
moins généralement répandue, elle n'en constitue
pas moins une irritation générale, quoique l'on
puisse penser que l'estomac ou tout autre organe
est plus particulièrement irrité.

« L'énergie excessive d'une fonction, remarque
» M. Broussais (prop. XXIX), précipite, suspend
» et dénature les autres. » L'irritation des organes
chargés de fonctions importantes, doit donc, par le
seul trouble de ces fonctions, se répandre dans
tout le système. C'est ce qui doit arriver principalement lorsque le cœur, le cerveau, les poumons
ou l'estomac sont le siége de l'irritation. Il faut vouloir mettre à la place des faits les plus certains, des
abstractions absolument inutiles, pour attribuer
aux sympathies de ces organes l'expansion de leur
irritation dans tout le système ; lorsque l'on connaît
l'influence puissante et générale de leurs fonctions ;
lorsque l'on sait qu'il n'est aucune des parties du
corps à laquelle les altérations de ces fonctions

ne doivent nécessairement faire éprouver des modifications réelles dans l'action de ses facultés vitales, comme dans l'état de son organisation. Les premières notions de physiologie ne laissent à ce sujet aucun doute.

« Toute irritation violente, dit encore M. Broussais » (prop. CIX-I), se communique au cœur, au » cerveau, à l'estomac, d'où elle se répand dans » tout le système. » Il suffit donc qu'une irritation soit très-vive, quel que soit le siége qu'elle occupe, pour devenir générale, sans qu'il faille attribuer cet effet à la sympathie. Les nerfs et les vaisseaux, élémens essentiels de toutes les parties du corps, partagent nécessairement leur irritation. Ils la communiquent au cœur et au cerveau, dont ils ne sont que des expansions, et l'irritation portée à ces organes se transmet ensuite à tout le système, comme celle de tous les viscères dont les fonctions exercent une influence nécessaire sur l'état de toutes les parties. Nous verrons bientôt que ce mode d'expansion de l'irritation est bien différent de son transport sympathique, dans lequel elle n'affecte que les organes qui sympathisent avec celui sur lequel elle est primitivement fixée, sans intéresser à la fois tous les organes, toutes les fonctions, toutes les facultés, sans que l'on puisse trouver d'autre raison de son déplacement que la seule sympathie, ou un rapport entre deux ou plusieurs organes, dont l'observation démontre la réalité, mais dont les causes sont inconnues.

L'accélération du cours du sang , l'augmentation de la chaleur vitale , l'exaltation de la sensibilité de toutes les parties , le trouble des principales fonctions , sont les effets de ces irritations devenues générales , ou par la nature de leurs causes , ou par leur extrême violence , ou par les propriétés et les fonctions des organes qu'elles intéressent , de ceux auxquels elles se communiquent.

Dans les maladies fébriles , par exemple , l'accélération des mouvemens de la circulation , l'extrême susceptibilité aux plus légères impressions , le trouble des sécrétions et des excrétions , le délire , les convulsions , la chaleur brûlante du corps , les spasmes , les sentimens douloureux répandus dans toutes les parties , etc. ; tous ces effets comparés à ceux des maladies chroniques , où l'irritation est bornée à une seule partie , indiquent bien évidemment que dans les premières l'irritation est répandue dans tous les organes ; que l'action des facultés de tous ces organes est troublée et exaltée.

Dira-t-on que ces effets dépendent du siége de l'irritation fixée dans l'estomac , dans le cœur ou dans le cerveau , et qu'ils ne sont qu'une suite des rapports sympathiques de ces organes avec tous les autres ? (V. Broussais , prop. CXII, CXXXVII.) Mais combien ne voit-on pas de maladies chroniques des mêmes viscères , dans lesquelles leur affection ne produit rien de pareil ?

Quel que soit le genre d'affection de ces viscères ,

les effets de cette affection se manifestent sur toutes
les parties , parce que des organes aussi importans
ne peuvent être ni altérés dans leur organisation ,
ni troublés dans leurs fonctions , sans qu'il en résulte des désordres plus ou moins remarquables
dans toute l'économie. Dans certains cas , dans les
maladies chroniques , ces désordres se bornent au
ralentissement , à la langueur , à l'imperfection des
fonctions , à l'affaiblissement continuel de l'action
des facultés vitales. Dans d'autres cas , dans les
maladies aiguës , l'activité de ces facultés paraît , au
contraire , évidemment augmentée dans toutes les
parties.

Les sympathies sont cependant toujours les mêmes.
Elles ne peuvent donc pas produire des effets aussi
différens. Ces effets doivent donc dépendre d'autres
causes. Il n'en est point de plus naturelle que les
rapports nécessaires des fonctions de l'organe affecté
avec celles de tous les autres. Leurs différences
doivent être attribuées , tantôt à celles des causes
mêmes de la maladie , dont les unes, quoiqu'elles
exercent une impression également vive sur l'organe primitivement affecté , sont moins susceptibles que les autres de transporter l'irritation dans
toutes les parties ; tantôt aux différences des dispositions des malades chez lesquels les facultés vitales
de tous les organes ne sont pas également susceptibles de ressentir aussi vivement les impressions
portées sur une seule partie.

C'est ainsi que des fièvres violentes dépendent souvent de causes, d'impressions ou d'irritations passagères, qui ne laissent dans les organes qu'elles ont affectés aucune trace de leur action, tandis que d'autres causes occasionnent sur les organes qui en éprouvent l'action, les désordres les plus graves, sans exciter d'irritation générale, ou sans que les autres parties en ressentent également les effets. Ne voit-on pas tous les jours, par exemple, une affection dartreuse produire sur la peau les plus grands ravages, sans que la santé générale en souffre nullement, tandis que l'éruption de la variole, de la rougeole, etc., s'accompagne ordinairement d'une irritation générale bien manifeste, quoiqu'elle ne laisse ensuite sur la peau aucune trace de son existence? Peut-on trouver ailleurs que dans les différences de la nature des causes, celles que l'on observe dans les effets? L'analogie des faits ne doit-elle pas nous conduire à penser que ce qui est si évident à l'extérieur, a lieu également sur les organes internes.

C'est ainsi encore que, chez certains sujets, des affections nerveuses qui ébranlent tout le système, suivent de simples affections de l'ame, des sensations plus ou moins vives, des impressions qui, chez d'autres, ne causent qu'une irritation passagère dans les organes qui les reçoivent. Les différences des tempéramens fournissent, à ce sujet, beaucoup d'exemples bien remarquables.

Ces différences des causes de l'irritation, et celles

des dispositions du sujet qui les reçoit , ne bornent pas , d'ailleurs , leur influence sur les irritations générales , à en favoriser plus ou moins le développement ou l'invasion. Cette influence modifie encore puissamment la nature et les caractères de ces sortes d'irritations. Aussi se trompe-t-on beaucoup lorsque l'on pense trouver dans les traces des irritations locales sur les cadavres , toutes les connaissances nécessaires pour déterminer la nature et les différences des fièvres. C'est ce que je m'attacherai particulièrement à prouver dans un des mémoires qui doivent suivre celui-ci , et qui aura pour objet l'étude des fièvres , et de leurs rapports avec les affections locales. Qu'il me suffise pour le moment d'établir que ces irritations générales doivent être distinguées des irritations sympathiques , c'est-à-dire , qu'il est des irritations qui intéressent véritablement tout le système des forces et des facultés vitales , sans dépendre exclusivement des rapports particuliers et sympathiques qui lient entr'eux certains organes.

Nous pouvons convenir, à ce sujet, avec M. Broussais , que « l'irritation commence le plus souvent » par un système d'organes , pour se distribuer » ensuite aux autres (prop. LXXXIII) , » sans en conclure avec lui qu'il n'y a que des irritations primitives ou sympathiques; car on vient de voir que l'irritation , quoiqu'elle commence par n'affecter qu'un seul organe , peut souvent devenir générale, selon le degré de son intensité , la nature de ses causes , et celle de l'organe qu'elle affecte.

Nous pouvons également convenir avec M. Brous-sais, que « dans le plus grand nombre de cas, l'irri-
» tation ne se distribue pas uniformément à tous
» les organes (Exam. des doct. méd. , 2.ᵉ édit. ,
» pag. 83), » sans déduire avec lui de ce principe les mêmes conséquences , sans en conclure qu'il suffit toujours de combattre localement l'irritation ; que par conséquent la peste , les fièvres , la syphi-lis , etc. , etc. , ne sont que des affections locales, différentes seulement par le siége et par l'intensité de l'irritation.

Il faudrait , pour que tous les organes fussent également irrités à l'occasion d'une impression quel-conque , qu'ils fussent tous également sensibles et irritables ; que le trouble de leurs fonctions eût des effets également prompts et également évidens : il faudrait aussi que la cause irritante eût des rapports semblables avec tous les organes ; qu'elle n'agît pas plus fortement, plus spécialement sur les uns que sur les autres. Or , il est facile de trouver dans les différences des propriétés et des fonctions des or-ganes , dans celles de leurs rapports avec les causes diverses d'irritation ; des motifs suffisans pour ex-pliquer pourquoi l'irritation ne se manifeste pas également dans toutes les parties, quoiqu'elle inté-resse en même temps tout le système des facultés vitales, quoiqu'elle soit réellement une irritation générale.

C'est donc un des caractères , même des plus remarquables de l'irritation , de ne pas se borner toujours à la seule exaltation de l'action des facultés
vitales de l'organe qui reçoit la première impression
des stimulans. Cette exaltation se communique souvent au système entier des forces , indépendamment
de ce qui peut être observé, comme nous le verrons
dans le chapitre suivant, du transport sympathique
de l'irritation sur quelques organes en particulier.
Dans beaucoup de cas , cette exaltation générale
des forces ne se déclare qu'à la suite de leur concentration sur l'organe primitivement affecté. L'apparence d'une faiblesse plus ou moins grande , des
frissons plus ou moins violens précèdent souvent
ainsi l'invasion de ces irritations générales. Il arrive
souvent aussi que cette faiblesse et ces frissons re-
paraissent à des époques plus ou moins rapprochées,
lorsque l'exaltation générale des forces ne peut pas
se soutenir sans interruption , et sans laisser prédominer , par intervalles , la concentration des forces
et des mouvemens sur l'organe irrité.

Il est cependant aussi des cas où l'explosion des
irritations générales est prompte et subite; où elle
ne paraît précédée d'aucun des signes qui indiquent
qu'un organe attire particulièrement vers lui les
forces et les mouvemens. Il est même de ces cas où
l'irritation générale paraît primitive , et dans lesquels l'affection particulière d'un organe, si elle a
lieu , paraît être là suite et non la cause de l'exaltation générale des forces.   11..

On a souvent vu la colère, l'effroi, le désespoir et toutes les émotions vives de l'âme produire des hémorragies quelquefois mortelles, des apoplexies foudroyantes, le vomissement, la diarrhée, des inflammations locales, l'ictère et une foule d'autres accidens. La plupart de ces maladies supposent évidemment un état d'irritation de l'organe qui en est le siége, puisqu'une fluxion active est un de leurs principaux élémens. Mais, dans ces cas, la fluxion est bien plus souvent la cause que l'effet de l'irritation. La secousse, l'espèce d'ébranlement qu'une impression vive et subite a occasioné dans la distribution des forces et dans les mouvemens du sang et des humenrs, est la principale cause de ces accidens.

Si quelquefois un état antérieur d'irritation peut attirer sur l'organe qui en est le siége, les fluxions qui se produisent dans ces cas, il arrive bien souvent aussi que ces fluxions se portent sur des parties relativement plus faibles que les autres. Elles sont par conséquent alors bien indépendantes de toute irritation locale et antérieure. Ce sont elles qui développent l'irritation dans les parties qui les reçoivent. Cette irritation locale est par conséquent alors un effet consécutif de l'irritation générale qui l'a précédée.

On voit tous les jours des organes affaiblis ou par des maladies antérieures, ou par un exercice trop répété, trop soutenu de leurs fonctions, ou ceux dont une faiblesse relative est un des élemens

de la constitution de certains sujets , être fréquemment affectés, à raison de cette seule faiblesse, de
maladies, de fluxions ou d'inflammations que produisent des causes générales d'irritation , et qui
n'ont exercé sur eux aucune action particulière. On
observe souvent de pareils effets à la suite de l'action
des stimulans dont l'impression ne se borne pas à
un seul organe , à la suite des exercices violens , de
l'exposition à une chaleur excessive de l'atmosphère,
de l'abus des boissons spiritueuses , de l'emploi de
remèdes incendiaires, et de l'influence de plusieurs
causes de maladie.

Ce n'est pas d'ailleurs un objet de pure spécula-
tion et de théorie , que de distinguer les irritations
générales des irritations sympathiques. Celles-ci
disparaissent ordinairement avec les irritations primitives dont elles dépendent , à moins qu'elles
n'aient été assez vives ou assez long-temps prolongées pour produire des désordres qui existent
après elles. Les premières , au contraire , les irritations générales , si elles sont souvent subordon-
nées à des irritations locales plus ou moins vives,
plus ou moins graves, elles en sont souvent aussi,
jusqu'à un certain point, indépendantes sous plusieurs rapports ; s'il suffit , dans beaucoup de
cas , que l'irritation locale soit calmée pour que
l'irritation générale cesse également, celle-ci , dans
beaucoup de cas aussi , n'exerce pas une moins

grande influence sur la marche, les modifications et les terminaisons de l'irritation locale.

Tant que ces irritations générales se soutiennent à un certain degré d'intensité, la somme des forces paraît être augmentée. On dirait qu'il existe un véritable état de sthénie ; mais cette excitation générale des forces n'est pas moins trompeuse que la faiblesse qui paraît accompagner les irritations locales. Elle n'est qu'une activité factice et désordonnée, dont un abattement plus ou moins profond est une suite nécessaire, et toujours proportionnée à la violence, à la durée de l'irritation, à la nature de ses causes.

Si l'irritation n'est pas très-violente, si elle n'est pas trop long-temps prolongée, s'il ne s'y joint aucune cause capable d'altérer profondément les forces, la faiblesse qui la suit ne s'accompagne d'aucun danger. Celle qui succède aux fièvres éphémères et à d'autres maladies légères, quoique intéressant tout le système, se répare toujours d'elle-même, s'il n'y a pas de complication.

Dans d'autres cas plus graves, le moyen le plus efficace pour prévenir cette faiblesse et pour en écarter les dangers, est souvent de modérer l'irritation qui doit la produire. C'est-là un des grands principes de la doctrine de M. Broussais ; et l'on ne saurait en contester l'utilité, lorsqu'on sait ne pas en faire des applications abusives.

Mais lorsqu'à la violence de l'irritation se joignent des causes qui exercent sur les forces une action délétère et pernicieuse, qui peuvent produire des altérations graves des solides ou des fluides, la faiblesse n'est plus seulement l'effet de l'irritation; elle est bien plus à redouter, les moyens de la prévenir et de la combattre bien plus difficiles à déterminer.

Tel est particulièrement le cas des fièvres les plus graves, dans lesquelles l'abattement profond, l'anéantissement total des forces de la vie, sont une suite nécessaire, non-seulement de la vive irritation, manifeste dans la première période de ces fièvres, mais surtout de l'action pernicieuse et funeste des causes de ces cruelles maladies.

Je me contente ici d'énoncer ces principes, qui sont les conséquences rigoureuses de tout ce qui précède. Leur développement appartient à la thérapeutique des fièvres. C'est-là que je me propose de les discuter avec toute l'attention qu'ils méritent, en les déduisant de ce que l'observation peut nous apprendre de plus certain, au sujet de la variété des rapports des irritations générales avec les affections locales et avec leurs causes.

CHAPITRE XII.

Effets sympathiques de l'irritation.

ON désigne par le nom de sympathie, les rapports qui lient entr'elles, plus particulièrement qu'avec d'autres, certaines parties du corps vivant. On appelle sympathiques, les organes qui se communiquent réciproquement, plus constamment qu'avec d'autres, leurs affections. L'irritation est une des affections des facultés vitales, qui réveille ou qui excite le plus les sympathies. Les effets de l'irritation, lors même qu'elle ne devient pas générale, doivent ainsi être souvent ressentis dans des parties plus ou moins éloignées de celles qui en reçoivent la première impression ; et comme il n'est point d'organe qui ne soit lié avec plusieurs autres par des rapports sympathiques, il n'est point d'irritation, à moins qu'elle ne soit extrêmement faible, qui se borne à l'organe qui en est le siége. Les effets sympathiques de l'irritation sont ainsi d'autant plus nombreux, d'autant plus variés, d'autant plus remarquables, que cette affection est plus violente, qu'elle intéresse des organes plus sensibles et dont les rapports sympathiques sont plus multipliés.

Les Anciens attribuaient tous les rapports des affections des organes vivans, à des vapeurs qui se transportaient de l'un à l'autre. Lorsque l'anatomie fut mieux connue, le fluide nerveux, les vibrations nerveuses furent les seules causes de ces mêmes rapports. On a prouvé depuis, que les sympathies ne dépendent, ni essentiellement, ni uniquement des connexions nerveuses. Barthez est un de ceux qui ont jeté le plus grand jour sur ce sujet. Après avoir distingué des sympathies tous les faits qui leur ressemblent, quoiqu'ils dépendent de causes différentes, il les distribue en trois classes : celles des organes qui n'ont point entr'eux des rapports sensibles ; celles des organes qui n'ont entr'eux que des rapports de structure et de fonctions ; celles des organes qui sont liés entr'eux par des connexions particulières, nerveuses, vasculaires, etc.

Quelques physiologistes, Bichat, entr'autres, ont distingué les sympathies selon qu'elles affectent plus particulièrement l'une ou l'autre des facultés vitales : la sensibilité, l'irritabilité, la tonicité. M. Broussais distingue les sympathies d'après les différences des nerfs ganglionaires et des nerfs cérébraux. « Les » premières communiquant des affections qui n'intéressent point la sensibilité générale, à moins que » les nerfs cérébraux ne soient affectés par l'influence » des nerfs ganglionaires, qui font, dit M. Broussais, » refluer l'irritation dans l'appareil de relation. » (Prop. XXXI et s.)

Je ne m'arrêterai pas ici à discuter les avantages et les défauts de ces distinctions, et de toutes celles qui ont été imaginées à ce sujet. Elles sont toutes difficilement applicables aux cas particuliers, et ne peuvent jamais être réellement bien exactes. Mais elles ne sont pas pour cela sans utilité. On ne saurait trop multiplier les points de comparaison entre des faits aussi nombreux, aussi singuliers, aussi importans. Je ne tracerai pas non plus ici le tableau des sympathies de chaque organe. Je n'examinerai pas quelles sont les différences que présentent les sympathies relativement aux âges, aux sexes, aux tempéramens; celles qui dépendent de l'influence des climats, des saisons et de toutes les causes qui modifient plus ou moins l'état des facultés vitales. Je me bornerai à déterminer d'une manière générale, ce que l'on doit entendre par irritations sympathiques, par effets sympathiques de l'irritation. Car ce n'est pas toujours à la seule sympathie qu'il faut attribuer les effets de l'irritation sur des parties différentes de celle qu'elle occupe primitivement : les effets de l'irritation sur ces parties, plus ou moins éloignées de son premier siége, ne dépendent pas toujours seulement du transport de cette irritation sur ces parties.

« Pour qu'un fait soit relatif à la sympathie de » deux organes, il faut, dit Barthez (Nouv. El. de » la sc. de l'hom., 2.e éd., t. 2, p. 7), qu'on ne puisse » avec vraisemblance l'attribuer à aucun autre genre » de cause. » Il rejette, en conséquence, du nombre des sympathies, tous ceux de ces faits où le concours de causes accidentelles, soit internes, soit externes, peut affecter en même temps ou successivement deux ou plusieurs organes. Il exclut aussi du nombre des rapports sympathiques, ceux qui dépendent de l'action mécanique d'un organe sur un autre, et que l'on peut estimer par la position et le jeu de ces organes. Il distingue surtout les sympathies des synergies, c'est-à-dire, des rapports particuliers qui déterminent le concours simultané ou successif de plusieurs organes, à l'exécution d'une fonction ou à la production d'une maladie. Ces distinctions sont indispensables, si l'on veut conserver au mot sympathie, une signification précise et bien déterminée.

Lorsqu'une irritation se déclare sur des parties plus ou moins éloignées du siége d'une irritation primitive, soit que ces parties se trouvent liées entr'elles par la continuité de leur tissu, par des branches nerveuses ou par des vaisseaux sanguins, soit qu'elles aient des analogies de structure et de fonction, soit même que n'étant unies par aucun de ces rapports, une observation très-souvent répétée ait démontré que leurs affections se communiquent constamment, dans tous ces cas, dont on trouve de nombreux exemples dans les livres de physiologie et de médecine, la seconde irritation est sympathique de la première, pourvu qu'il n'y ait pas d'autre cause de cette affection que la première irritation elle-même.

C'est ainsi qu'un grand nombre de faits ont démontré qu'il existe une sympathie réelle entre les parties correspondantes des deux moitiés latérales du corps, et que l'irritation peut se transporter, à raison de ce seul rapport, de l'une de ces parties à l'autre. C'est ainsi qu'une démangeaison plus ou moins vive de l'intérieur des narines, est une irritation sympathique de celle qu'occasionne dans les intestins la présence des vers. C'est ainsi que la contraction spasmodique des muscles de la mâchoire, est l'effet sympathique de la piqûre d'une aponévrose; que la convulsion désignée par le nom de rire sardonique, est l'effet de l'irritation du diaphragme. On connaît aussi les sympathies qui existent entre les organes de la voix et ceux de la génération, entre la peau et la surface intérieure des membranes muqueuses, celles qui lient entr'eux les principaux organes, etc.

Les affections simplement et purement sympathiques sont toujours, dans leur principe, des affections nerveuses plus ou moins graves, selon l'intensité de l'irritation et l'importance de l'organe affecté. Ce sont toujours des douleurs, des spasmes, des convulsions de la partie sympathiquement affectée, qui annoncent le transport de l'irritation sur cette partie. Cette exaltation, ce trouble sympathique de l'action des facultés vitales peut entraîner à sa suite, comme les irritations primitives, le désordre des fonctions de l'organe affecté et tous les effets qui peuvent en dépendre. Si l'irritation sympathique est violente, long-temps entretenue ou souvent renouvelée, elle peut produire ainsi des fluxions, et diverses altérations de l'organe qui en est le siége.

Mais lorsque l'irritation sympathique s'annonce, dès son début, avec d'autres caractères que la simple affection des facultés vitales; toutes les fois que la partie sympathiquement irritée, indépendamment de l'exaltation plus ou moins prononcée de ses facultés, éprouve en même temps des altérations remarquables, reçoit une fluxion particulière, l'irradiation sympathique de l'irritation ne peut pas être la seule cause de ces effets; il s'y joint nécessairement alors d'autres causes qu'il importe de distinguer.

M. Broussais reconnaît deux ordres de sympathies; les unes de relation, qui se manifestent par des douleurs, des convulsions, des altérations mentales; les autres organiques, qui se manifestent, dit-il, « par » des exagérations des mouvemens fibrillaires, des » congestions, des altérations de sécrétions, exha- » lations, absorptions, qui sont alors augmentées, » diminuées ou dénaturées par des changemens dans » la température et par des vices de nutrition. » (Prop. LXXXVI).

Il est certain, comme je viens de le faire remarquer, que les irritations sympathiques peuvent entraîner à leur suite tous ces effets, si elles sont violentes et long-temps continuées. Mais c'est confondre des choses bien différentes que d'attribuer toujours ces effets aux seules sympathies, sans distinguer les causes diverses dont ils peuvent dépendre dans beaucoup de cas; et ces causes ne sont certainement pas toujours seulement la sympathie et l'irritation.

Dans plusieurs cas de ce genre, ce sont de nouveaux stimulans dont on n'apprécie pas assez bien
l'action, qui attirent l'irritation sur de nouveaux
organes, comme nous le verrons dans le chapitre
suivant, en parlant de la dérivation et de la révulsion. Dans d'autres cas, indépendamment de tout
stimulant étranger, l'irritation se transporte d'une
partie sur une autre, par une suite de l'action même
des agens qui la produisent ou qui l'entretiennent,
soit à raison des mouvemens qu'impriment à ces
agens des causes particulières qui les déplacent plus
ou moins promptement, et qui donnent lieu à ce
que l'on appelle des métastases, soit à raison des
rapports de ces mêmes agens avec quelques-uns de
nos organes, ce qui constitue les diathèses. Il est
enfin des cas où les effets que l'on observe sur les
parties sympathiquement irritées, dépendent bien
plus du transport d'une cause matérielle, que du
simple déplacement de l'affection des facultés vitales.

Sans doute que dans beaucoup de ces cas, la sympathie contribue souvent à déterminer le choix des
parties sur lesquelles se transporte l'irritation, ou
sur lesquelles se forment les fluxions; mais il y a
toujours là plus que déplacement sympathique de
cette irritation; la sympathie n'est pas toujours la
seule cause de ce déplacement. Tâchons de nous en
convaincre.

On sait qu'il est des fluxions qui se produisent
sans que la partie qui les reçoit ait éprouvé aucune

'rritation , et lors même qu'elle est relativement
)lus faible que les autres. On sait qu'il est des causes
ui portent l'irritation sur plusieurs organes en
nême temps ; qu'il est des organes dont les fonc-
'ons intéressent toutes les parties, et dont l'irri-
ation se communique par conséquent à tout le
ystême.

Or , il suffit dans tous ces cas , de la plus légère
ause ; il suffit qu'un organe soit plus fatigué , plus
xcité ou plus affaibli que les autres, par l'exercice
nême de ses fonctions, ou par toute autre circons-
ance , pendant qu'il existe ailleurs une irritation
lus ou moins violente, ou une fluxion quelconque,
our que cette irritation ou cette fluxion se dépla-
ent , sans que la nouvelle irritation qui leur suc-
ède , soit nullement sympathique de la première ,
ans que la nouvelle fluxion soit même dépendante
'un état d'irritation de la partie qui la reçoit.

On voit tous les jours , en effet , des métastases
i sont la suite du trouble , de la secousse qu'une
rte passion de l'ame ou toute autre irritation vio-
ente peut occasioner dans la distribution des mou-
emens ou des forces. On en voit d'autres qu'il faut
ttribuer à la faiblesse relative ou acquise de cer-
ains organes, pendant qu'il existe une cause d'irri-
ation vaguement répandue dans tout le système.
n en voit qui dépendent du transport nécessaire
e la cause de la maladie , par la nature des fonc-
'ons de l'organe qui en est le siége ; et ce dernier

genre de métastases s'observe fréquemment dans les maladies qui affectent le système lymphatique.

Les métastases ne sont donc pas toujours, comme l'assure M. Broussais (prop. XCII) , « une irrita- » tion sympathique, plus forte (on ne sait trop » pourquoi), que l'irritation primitive de l'organe » qui l'envoie. »

On sait aussi qu'il est des causes intérieures de maladie et d'irritation, qui ont une sorte d'affinité particulière pour certains systèmes d'organe. L'irritation simple d'un muscle, d'une articulation, si elle développe quelques accidens sympathiques sur des parties plus ou moins éloignées, ne produit jamais cette longue série d'irritations et d'affections semblables et successives qui se transmettent alternativement des muscles d'une partie à ceux d'une autre, qui parcourent toutes les articulations, dans les maladies arthritiques et rhumatismales. Il faut donc nécessairement qu'il y ait dans ces derniers cas une autre cause que l'influence sympathique de la seule irritation, pour occasioner des déplacemens aussi fréquens, aussi essentiellement liés aux caractères particuliers de ces maladies, et cette cause ne peut se trouver que dans la nature même de celle de la maladie, dans ses rapports avec les systêmes d'organe qu'elle affecte.

La même remarque peut s'appliquer à toutes les maladies qui intéressent spécialement un systême d'organes. L'uniformité des caractères de chacune

de ces maladies fournit, d'ailleurs, encore à ce sujet
une nouvelle preuve. La maladie scrophuleuse et la
maladie vénérienne portent également l'irritation
sur le système lymphatique. Si la communication
sympathique de l'irritation, de l'une des parties de
ce système à une autre, était la seule cause de l'affection successive de ces parties diverses ; si l'irritation seule se déplaçait, il faudrait que ces affections et leurs suites eussent les mêmes caractères
dans l'une et l'autre de ces maladies. L'observation
démontre le contraire. Elle démontre donc aussi
qu'une cause différente des rapports sympathiques
contribue à transporter sur les diverses parties du
système lymphatique, l'affection syphilitique ou
scrophuleuse, puisque chacune de ces affections
conserve ses caractères, indépendans de ceux de
l'irritation commune à toutes les deux, quoique
fixées sur le même système d'organes.

On trouve des exemples analogues dans les déplacemens si fréquens de l'érysipèle, des dartres et de
plusieurs autres éruptions cutanées. Il existe donc
des causes de maladie qui, par leur nature, tendent
à se transporter sur les diverses parties des systêmes
d'organes qu'elles affectent particulièrement. Les
diathèses sont donc autre chose « qu'une simple
» irritation qui tend à se propager par similitude
» de tissus et de systêmes organiques (Broussais,
» prop. XCVIII.). »

On a vu que l'irritation repousse quelquefois les

fluxions des parties sur lesquelles elle est fixée ; qu'elle diminue ou arrête les sécrétions , les éva- cuations naturelles et accidentelles. On a vu que la matière de ces fluxions , de ces sécrétions , de ces évacuations se transporte souvent alors sur les par- ties qui se trouvent accidentellement irritées par d'autres causes , ou relativement affaiblies.

Mais, dans les cas même où la sympathie déter- mine le choix du lieu sur lequel se portent ces fluxions secondaires de l'irritation , il est bien évi- dent que ce n'est pas l'irritation seule qui se déplace, et que tous les effets que l'on observe , ne peuvent pas être attribués à cette seule cause. Ce n'est pas seulement une irritation sympathique qui éteint quelquefois si promptement la sensibilité de la ré- tine , dans les ophtalmies qui suivent la suppres- sion d'un écoulement gonorrhoïque. Ce n'est pas seulement à des irritations sympathiques qu'il faut attribuer les maladies plus ou moins graves qui suc- cèdent à la répercussion de la gale , des dartres , à la suppression des évacuations habituelles , des anciens ulcères , etc.

Lorsque l'impression d'un froid subit supprime la sueur ou la transpiration , et qu'il s'ensuit des douleurs dans les membres , ou la diarrhée , ou un catarrhe , ou la péripneumonie , est-ce aussi seulement au transport sympathique de l'irritation de la peau sur divers organes , que sont dus ces effets ? La nouvelle école physiologique ne leur

reconnaît pas d'autre cause. (V. dict. des sc. méd.,
tom. 26 , pag. 129.) La physiologie nous enseigne
cependant que la transpiration est nécessaire pour
maintenir dans l'état des fluides vivans, l'équilibre
indispensable au maintien de la santé. On voit souvent , lorsque cet équilibre est rompu , une plus
grande quantité d'urine remplacer la transpiration
supprimée ou diminuée. Si quelquefois , au contraire , une maladie plus ou moins grave succède
à cette diminution ou à cette suppression de la transpiration , n'est-il donc pas conséquent, n'est-il donc
pas raisonnable d'attribuer cet effet , au moins en
partie , à une manière d'agir quelconque de la matière de cette transpiration supprimée, sur l'organe
qui devient le siége de l'irritation ou de la maladie?
Comment peut-on, physiologiquement parlant , ne
voir là que le déplacement d'un être abstrait, d'une
irritation sympathique , lorsque très-souvent ce
n'est que par une transpiration abondante , ou par
des évacuations qui la suppléent, que l'on voit
cesser les effets de cette suppression?

M. Broussais répond lui-même à ces questions.
« La suppression de la transpiration , dit-il (traité
» de phys. appl. à la path., tom. 1 , pag. 289), n'est
» rien par elle-même , lorsqu'elle est remplacée à
» l'instant par l'action sécrétoire des reins. Mais soit
» que ce vicaire soit insuffisant, soit par toute autre
» cause , il se développe souvent des irritations
» morbides à la suite de cette suppression. » Cet

aveu n'empêche cependant pas M. Broussais de considérer ces irritations, comme de simples affections des facultés vitales, sans faire aucun cas de leur cause matérielle; de les attribuer au simple déplacement sympathique de l'irritation qui a produit la suppression de la transpiration.

Pour rattacher aux sympathies les effets qui doivent en être distingués, quoiqu'ils puissent paraître en dépendre, il établit d'ailleurs « que les » affections sympathiques sont toujours de même » nature que l'irritation qui les excite (pr. LXXIV); » que l'irritation sympathique peut être plus forte » que la primitive (XCII); que l'irritation sympa- » thique peut en produire d'autres (XCIII). » Il pense démontrer ainsi que « toutes les vicissitudes » des maladies sont uniquement dépendantes de » l'affection successive de plusieurs organes plus » ou moins irrités, et qui s'influencent l'un l'autre » (Exam. des doctr. méd., 2.e éd., pag. 396). »

Mais il n'est pas difficile de juger que ces propositions confondent des faits essentiellement différens, puisque l'on vient de voir que les sympathies n'exercent pas une égale influence sur tous les changemens des maladies ; que tous ces changemens ne dépendent pas des seules sympathies, et que le déplacement de l'irritation n'est pas toujours le seul effet des causes de ces changemens.

Si « les affections sympathiques sont de même nature que l'irritation qui les excite (prop LXXIV) », on peut facilement conclure de ce qui précède, que lorsque cette irritation primitive et cette affection sympathique ne sont pas purement nerveuses, ou ne consistent pas seulement dans l'affection des facultés vitales, la cause matérielle de la première devient aussi celle de la seconde, en se transportant avec l'irritation, d'une partie sur une autre, comme on le voit dans les métastases, dans les effets des diathèses.

Si « l'irritation sympathique peut être plus forte que la primitive (prop. XCII) », on conçoit sans peine que l'irritation peut être aggravée sur les organes où elle est transportée sympathiquement, par beaucoup de causes ou de circonstances étrangères à l'irritation primitive. L'intensité de l'irritation sympathique, la gravité de ses suites dépendent toujours en effet, de la nature, de l'organisation, des fonctions de la partie sur laquelle elle est portée, et souvent aussi de la nature des causes transportées sur cette partie avec l'irritation. Ces causes peuvent donc développer sur ces parties, des fluxions et d'autres effets bien plus graves que sur celles qu'elles occupaient primitivement. C'est-là ce qui fait le danger du transport d'un grand nombre de maladies, des parties extérieures sur les organes intérieurs.

Si « l'irritation sympathique peut en produire d'autres (prop. XCIII) », on a vu que plusieurs causes de maladie tendent à affecter successivement ou

simultanément plusieurs parties des mêmes systèmes
d'organe. Il n'est pas moins facile de reconnaître
que les déplacemens plus ou moins fréquemment
répétés de l'irritation, peuvent dépendre de plusieurs
circonstances accessoires et accidentelles ; la révulsion et la dérivation nous en fourniront des exemples. Ces déplacemens peuvent dépendre même des
rapports que les fonctions des organes établissent
entr'eux. J'ai déjà cité, à ce sujet, les maladies du
système lymphatique.

On néglige donc évidemment une partie importante des élémens des faits relatifs aux changemens
et aux révolutions des maladies, lorsque l'on attribue tous ces faits aux seules sympathies ; lorsque
l'on ne fait aucun cas des causes qui, en provo-
quant l'irritation des parties sur lesquelles se trans-
portent les métastases, n'influent pas moins que
les sympathies sur la production de ces phénomènes ;
lorsque l'on refuse de reconnaître l'existence des
causes desquelles, à raison de leurs propriétés particulières et de leurs rapports spéciaux avec certains
systémes d'organes , dépendent principalement ,
dans beaucoup de cas, les déplacemens de l'irritation et de ces causes, ce qui constitue les diathèses ;
lorsque , dans tous les cas , on attribue au seul
transport, au seul déplacement de l'affection des
facultés vitales , qui constitue les véritables sympathies , les effets dépendans du transport ou du
déplacement d'une cause matérielle quelconque.

C'est donc un vice dans la doctrine de M. Broussais sur les sympathies, que de confondre indistinctement, sous ce seul nom, toutes les causes de ces
divers effets, comme celles des irritations générales
dont nous avons déjà parlé, comme celles de la révulsion et de la dérivation, et celles des rapports
synergiques dont il nous reste à nous occuper.

Rien n'est plus facile, mais rien n'est aussi
plus funeste que de confondre ainsi, sous une
expression abstraite, vaguement déterminée, tous
les faits dont on ne veut pas se donner la peine
de distinguer les différences, ou de rechercher les
véritables causes. Les sympathies forment un ordre
de phénomènes, dont l'étude est sans doute très-
importante. Leur influence sur les effets de l'irritation, mérite sans doute une attention toute particulière. C'est souvent à elles qu'il faut attribuer
des irritations dont la cause se trouve sur d'autres
organes que sur ceux où elles paraissent fixées.
Elles doivent souvent être mises au nombre des
causes des déplacemens de l'irritation et des révolutions des maladies. Mais une irritation simplement sympathique est toujours essentiellement bien
différente de celle qui dépend du transport ou de
l'action de toute cause distincte de la seule affection
des facultés vitales. Une théorie dans laquelle des
objets aussi différens se trouvent confondus, n'est
donc pas moins nuisible aux progrès de la science,
que dangereuse dans ses applications à la pratique
de l'art.

Nous devons donc, autant que peuvent le permettre les connaissances acquises, restreindre le
nombre des sympathies ; c'est-à-dire, en séparer
tous les faits dont les causes peuvent être connues,
ne pas leur attribuer plus d'influence qu'elles n'en
exercent réellement sur les révolutions des maladies.
L'auteur de la doctrine physiologique se trompe
donc bien, lorsqu'il pense avoir fait faire un grand
pas à la science, en rattachant à cette cause abstraite et inconnue, un grand nombre de faits dont
l'observation et l'expérience avaient appris, avant lui,
à mieux distinguer les véritables causes.

CHAPITRE XIII.

Effets révulsifs et dérivatifs de l'irritation.

Pendant que l'irritation existe sur un organe, des
causes particulières peuvent en produire une nouvelle sur toute autre partie. C'est par conséquent
alors à ces causes, bien plus qu'à la sympathie,
qu'il faut attribuer la seconde irritation, quoique
ces irritations simultanées ou successives exercent
nécessairement l'une sur l'autre, une influence qu'il
importe de remarquer, et qui est encore la suite
des rapports qui lient entr'elles toutes les parties du
corps vivant.

Lorsque, dans le cours d'une maladie, et pen-

dant que l'irritation est fixée sur un organe important, on applique des vésicatoires, des sinapismes
ou tout autre épispastique, sur des parties plus ou
moins éloignées de l'organe malade, il est bien
évident que cette seconde irritation n'est pas une
irritation sympathique, puisqu'elle n'est excitée
ni par la première irritation, ni par ses causes.

Mais toute irritation locale occasionne, comme on
le sait, un état de relâchement, une faiblesse apparente dans tout le système. Cet effet doit être, en
général, ressenti sur les parties où se trouve déjà
fixée une autre irritation. Une seconde irritation en
affaiblit, par conséquent, souvent une première,
et, de deux irritations simultanées, la plus vive
dissipe ordinairement la plus faible. Tous les médecins connaissent cet aphorisme d'Hippocrate :
*Duobus doloribus simul obortis, vehementior
obscurat alterum.* C'est sur ce principe, dont les
faits confirment tous les jours la vérité, qu'est
fondé l'emploi des rubéfians et des épispastiques,
des révulsifs et des dérivatifs, dans le traitement
de l'irritation et des fluxions.

Dans ces cas, l'influence de l'irritation sur des
parties plus ou moins éloignées se distingue d'une
irritation sympathique, en ce que la révulsion et
la dérivation sont excitées par une cause particulière, bien distincte de l'irritation primitive ; en ce
que le déplacement de celle-ci est principalement
la suite d'une nouvelle concentration des forces et

des mouvemens. L'effet révulsif ou dérivatif semble être la suite de deux attractions opposées, qui agissent en même temps, et dont l'une doit entraîner l'autre. Les irritations sympathiques ne sont, pour ainsi dire, que des rayons lancés d'un centre sur des points plus ou moins éloignés, mais qui n'affaiblissent point l'irritation primitive.

Ces deux sortes d'influences se trouvent cependant souvent combinées. Les rapports sympathiques contribuent nécessairement à l'efficacité de la révulsion et de la dérivation. Chaque partie ressent toujours mieux les affections de celles qui sympathisent avec elle. C'est aussi de la connaissance de ces rapports sympathiques que se déduisent une grande partie des règles de l'emploi des révulsifs et des dérivatifs, autant pour le choix de ces topiques, que pour déterminer le lieu de leur application.

Lorsque des topiques irritans sont appliqués trop près, ou sur des parties sympathiques du siége d'une vive irritation, dans le temps où celle-ci est dans sa plus grande force ; lorsque surtout un état d'agitation générale rend plus faciles les communications sympathiques, la partie primitivement irritée ressent trop vivement l'impression de ces nouveaux stimulans, pour que son irritation n'en soit pas aggravée, au lieu d'en être affaiblie, pour que cette irritation n'attire pas, ou n'entraîne pas vers elle celle qui lui succède. De là le principe si connu d'appliquer les topiques irritans sur des parties d'autant plus éloignées du siége de l'irritation ou de la fluxion que l'on veut détruire , que cette fluxion ou cette irritation sont plus vives , plus récentes , plus susceptibles d'acquérir un nouveau degré d'intensité par l'influence d'une nouvelle irritation. C'est par la même raison , qu'au lieu de topiques irritans, on recommande alors d'appliquer des relâchans et des émolliens sur les parties sympathiques , ou dans le voisinage de celles où se trouve fixée la première irritation. C'est par une raison contraire que l'on applique des excitans sur les mêmes parties, lorsque l'irritation est ancienne , qu'elle n'est plus dans l'état de sa plus grande violence , qu'elle est entretenue par une cause difficile à déplacer.

Ces principes , susceptibles , d'ailleurs , de bien plus grands développemens, appartiennent essentiellement à la thérapeutique. Il serait par conséquent déplacé de nous en occuper ici avec plus de détail. J'ai dû seulement les énoncer , pour donner un exemple remarquable d'un mode particulier d'influence de l'irritation , bien distinct des sympathies , quoiqu'il ne contribue pas moins à produire des changemens et des révolutions dans les maladies.

Il est certain , en effet, que ce que l'art produit si souvent , le hasard ou le concours des circonstances diverses où se trouvent les malades , peut le produire aussi. On voit souvent , dans les maladies , l'irritation se déclarer sur des parties différentes de celles qu'elle occupait d'abord ; on la voit s'emparer de systêmes d'organes qui ne paraissaient nullement intéressés dans les maladies déjà existantes : et ce n'est pas toujours aux seules sympathies , ou à l'expansion de l'irritation devenue générale , qu'il faut attribuer ces effets.

Tantôt ce sont des causes évidentes et accidentelles , une passion vive de l'ame , un coup , une chute , des alimens trop abondans ou trop irritans, des remèdes trop actifs ; l'impression subite du froid ou de la chaleur, etc. , auxquelles il faut attribuer ces nouvelles irritations et les effets qui en dépendent. Dans d'autres cas , ces effets sont une suite d'irritations produites par des causes moins apparentes, mais non moins réelles. Toutes les causes irritantes qui sont introduites , ou qui se développent dans l'intérieur du corps, celles qui résultent de l'exercice même des fonctions , les altérations des solides et des fluides ; produit direct ou éloigné d'une infinité d'agens divers , toutes ces causes peuvent aussi-bien que celles qui se trouvent dans l'action des agens extérieurs , développer dans des parties différentes de celles où l'irritation existe déjà , une irritation nouvelle qui influe nécessairement sur la marche, les révolutions des maladies , et qui doit être bien distinguée d'une irritation sympathique.

Ces irritations nouvelles, quelles qu'en soient les causes, produisent nécessairement des effets analogues à ceux des topiques révulsifs ou dérivatifs:

à raison de leur degré d'intensité, du siége qu'elles occupent, du temps de la maladie où elles sont produites, elles aggravent ou elles affaiblissent les irritations déjà existantes.

Dans les maladies fébriles, par exemple, l'irritation d'une partie sur laquelle se porte une fluxion ou une inflammation, par l'influence d'une cause quelconque, extérieure ou intérieure, augmente souvent la violence des symptômes, aggrave le danger de la maladie, si elle est très-violente, si elle se porte sur un organe très-important, si, à raison du temps dans lequel elle est produite et du siége qu'elle occupe, elle augmente la violence de l'irritation déjà existante, si elle trouble les mouvemens nécessaires à la guérison de cette dernière. Comme dans d'autres cas, une irritation semblable peut contribuer très-utilement à diminuer le danger de la maladie, à en amener une solution heureuse, si elle a pour effet de détourner, de modérer ou de prévenir des irritations plus dangereuses par leur nature ou par leur siége.

Un très-grand nombre de variations des maladies, soit aiguës, soit chroniques, dépendent de cet effet révulsif ou dérivatif de l'irritation, portée, par des causes diverses, sur des parties différentes de celles qu'affectent ces maladies, sur des systêmes d'organes différens de ceux qu'elles occupent. Ces irritations accidentelles forment, avec la maladie principale, des complications qui sont quelquefois très-nombreuses, qui se produisent simultanément ou qui se succèdent l'une à l'autre. Il importe toujours d'en distinguer, autant qu'on le peut, les véritables causes, de ne pas les confondre avec des irritations simplement sympathiques, quoique les sympathies contribuent à en modifier les effets, comme ceux des révulsifs et des dérivatifs artificiels.

On ne peut point faire à M. Broussais le reproche de négliger, dans tous les cas, l'influence de ces complications des maladies. Il a très-bien reconnu celles des causes extérieures et accidentelles. Il a même établi à ce sujet, comme nous le verrons dans la suite, des principes thérapeutiques très-importans, s'il avait su ne pas trop en étendre les applications. Mais il a souvent trop exagéré l'influence de ce genre de causes. Pour ne pas admettre l'existence de causes intérieures, capables de prolonger pendant un temps plus ou moins long, l'irritation et la maladie, comme de leur faire éprouver divers changemens, il attribue la durée, les récidives et les révolutions de beaucoup de maladies dépendantes de ces dernières causes, à cette seule influence de l'action des agens extérieurs, plus ou moins prolongée, plus ou moins fréquemment renouvelée. J'ai déjà cité plusieurs exemples de ces sortes d'abus, en parlant des irritans extérieurs ou intérieurs. J'aurai occasion d'en citer beaucoup d'autres, lorsque je traiterai de la phlegmasie et des fièvres.

M. Broussais a par conséquent méconnu ce que peuvent, comme agens de révulsion et de dérivation, un grand nombre de causes intérieures, non moins puissantes que celles qui viennent du dehors, pour opérer dans les maladies des changemens et des révolutions remarquables; et c'est à l'aide des sympathies qu'il cache l'insuffisance de sa théorie à cet égard, pour expliquer des effets dont il refuse d'admettre les véritables causes.

C'est ainsi, comme on vient de le voir, que, pour lui, les déplacemens des maladies dépendantes des altérations humorales ou des causes spéciales qui constituent les diathèses, ne sont jamais que des suites du transport sympathique de l'irritation. Il est cependant démontré que, dans ces cas, une cause matérielle produit les nouvelles irritations qui se développent successivement sur les diverses parties du même système d'organes, dans le cours de ces maladies. Il est par conséquent bien évident que c'est à l'effet révulsif ou dérivatif de chacune de ces nouvelles irritations, qu'il faut attribuer le déplacement de celle qui existait déjà; et ces sortes de causes peuvent aussi produire des changemens analogues, même dans des maladies qui leur sont entièrement étrangères, et quel que soit le système d'organes sur lequel se trouvent fixées ces dernières.

Il n'est pas rare d'observer de pareils effets dans les maladies diverses des sujets scrophuleux ou goutteux, de ceux qui portent une disposition aux

dartres, au rhumatisme, etc. On voit souvent chez
de tels sujets, le développement imprévu de ces
sortes d'affections, occasioner les révolutions les
plus remarquables, dans des maladies dépendantes
de toute autre cause. Tous les praticiens ont vu des
attaques de goutte, des éruptions dartreuses, terminer promptement ou rendre plus graves et plus
rebelles des maladies aiguës ou chroniques, dépendantes de causes bien différentes de celles des dartres
ou de la goutte.

Il en est de même toutes les fois qu'une cause
intérieure, quelle qu'elle soit, porte l'irritation sur
un organe quelconque, pendant qu'il en existe déjà
une sur une autre partie. On voit souvent la gale,
la syphilis, la petite-vérole, la rougeole, etc., produire les révolutions les plus importantes dans les
maladies qui existaient avant leur développement.

Or, dans tous ces cas, ces révolutions sont évidemment bien distinctes du simple déplacement sympathique de l'irritation. Il est bien naturel de les attribuer, au moins en partie, à de nouvelles irritations
excitées par l'action d'une cause intérieure, et qui
produisent, sur la maladie déjà existante, des effets
analogues à ceux des irritans révulsifs et dérivatifs
que l'art peut mettre en usage, sans parler, du reste,
des effets particuliers qui peuvent dépendre des
propriétés spéciales de chacune de ces causes.

La distinction de ces causes offre souvent sans
doute de très-grandes difficultés, lorsqu'elles ne se

trouvent pas dans l'action des agens extérieurs et évidens. Il est des irritans intérieurs, des altérations particulières des solides ou des fluides qui se produisent sourdement, ou qui tiennent à des modifications cachées de quelqu'un des élémens de la constitution des sujets. Il en est qui semblent pouvoir exister pendant un temps plus ou moins long, sans produire aucun effet sensible, sans troubler l'ordre et la régularité des phénomènes de la vie. De telles causes peuvent souvent être méconnues. Les recherches les plus scrupuleuses ne suffisent pas toujours pour en constater l'existence, pour en déterminer la nature, et l'on ne peut par conséquent pas toujours découvrir les causes réelles des révolutions des maladies; on est souvent réduit à attribuer aux sympathies celles dont on ne connaît pas les véritables causes.

Mais ce n'est certainement pas un motif de négliger des recherches importantes, parce qu'elles sont difficiles. Il n'y a aucun avantage à supposer, comme le fait M. Broussais, une cause inconnue et abstraite, la sympathie, lorsque l'on peut en distinguer de matérielles et de réelles.

Tout médecin, jaloux de se rendre raison des effets qu'il observe, doit donc mettre toute son attention à la recherche de ces causes. Leur distinction est toujours du plus grand intérêt pour le traitement. Toutes les fois que l'on peut reconnaître l'existence et l'action d'une cause, soit extérieure, soit intérieure, qui porte l'irritation simultanément ou successivement sur plusieurs organes, l'influence de ces irritations les unes sur les autres, leurs effets révulsifs ou dérivatifs sur l'irritation principale, doivent donc être évidemment bien distingués du simple transport sympathique de l'irritation. On doit en déduire nécessairement des indications bien différentes pour le traitement. Cette influence et ces effets forment évidemment une partie importante des causes, des variations et des changemens qu'éprouvent si souvent les maladies dans leur marche, dans leurs caractères, dans leur siége, dans leurs terminaisons.

CHAPITRE XIV.

Synergies, effets de l'irritation sur ses causes.

J'AI déjà parlé des synergies. J'ai dit que l'on désignait par ce nom, d'après Barthez, les rapports particuliers et différens qui déterminent le concours simultané ou successif de plusieurs organes à l'exécution d'une fonction ou à la production d'une maladie.

Il est peu de phénomènes dans l'économie animale, tant en santé qu'en maladie, qui ne dépendent du concours de plusieurs causes, de l'action simultanée ou successive de plusieurs organes. Il existe nécessairement entre ces causes, entre ces

organes , des rapports tels que l'action des uns
détermine celle des autres. Les effets de ces rapports sont variables par l'influence d'un grand nombre de circonstances particulières. Mais ils tendent
en général évidemment , abstraction faite de leurs
variétés accidentelles , à donner aux phénomènes
vitaux , dans leur marche , dans leur durée , dans
leurs révolutions , un ordre , une régularité dont
l'observation démontre tous les jours l'uniformité,
et qui ne sont point l'effet d'un pur hasard , d'un
concours fortuit de causes particulières.

Les sympathies forment sans doute une partie
importante des rapports établis pour maintenir cette
réciprocité, cette union de l'action de divers organes
se dirigeant vers un même but. Mais ce n'est pas
toujours seulement en se communiquant leurs affections ou leur irritation , que plusieurs organes
concourent si merveilleusement à l'exercice de
chaque fonction ; que, dans les maladies, on voit
si souvent la guérison être le résultat de l'action
combinée de ces mêmes organes.

Ces effets ne peuvent être qu'une suite de tous les
rapports, de quelque nature qu'ils soient, physiques,
chimiques , organiques et vitaux , que l'on peut remarquer entre les divers élémens du corps vivant,
solides ou fluides. Ils dépendent de l'action continuelle qu'exercent les uns sur les autres ces divers
élémens , à raison de ces mêmes rapports , et sous
l'influence de toutes les causes nécessaires à l'entre-

tien de la vie. Ils dépendent surtout des propriétés particulières aux organes vivans, des modifications diverses de leurs affections, des communications de ces affections d'un organe à un autre, de l'affaiblissement, de la destruction réciproque de ces affections l'une par l'autre, de la simultanéité, de la succession, de l'uniformité, de l'antagonisme de cette action des facultés vitales dans diverses parties.

Il faudrait pouvoir distinguer, dans chaque cas particulier, les effets de chacune de ces causes, l'influence de chacun de ces rapports, pour suivre l'enchaînement de tous les faits qui constituent les synergies, pour démontrer la nécessité de cet enchaînement. Il s'en faut bien cependant qu'une telle analyse soit toujours possible. Le mot synergie sert à désigner cet ensemble de causes et de rapports, dont une grande partie demeure souvent inconnue. Il est, comme le mot sympathie, une de ces expressions abstraites, dont il importe de restreindre, autant qu'il est possible, la signification, mais que les bornes de nos connaissances rendent malheureusement nécessaire.

Ces deux mots ont chacun une signification bien différente. Les sympathies ne sont que la communication des affections des facultés vitales d'un organe à un autre. Les synergies sont le résultat de l'action de plusieurs organes et de plusieurs causes, dont la combinaison est la suite de tous les genres de rapports qui peuvent exister entre ces organes et entre ces causes. Les sympathies n'ont d'autre effet que d'étendre , de multiplier l'irritation. Nous verrons que les synergies ont souvent pour but d'éloigner , d'émousser , de neutraliser les causes de l'irritation elles-mêmes. Les affections sympathiques sont des effets locaux, particuliers , qui ne font ordinairement que compliquer les affections primitives , qui troublent la régularité de la marche de ces dernières. Les affections synergiques forment, de l'action de causes et d'organes plus ou moins nombreux , un seul fait plus ou moins compliqué, dont la durée , les révolutions , les terminaisons ont quelque chose de fixe et de constant. Elles sont la suite nécessaire de cette unité d'action si remarquable dans les causes principales des phénomènes de la vie.

Les synergies ne sont donc pas , comme le prétend M. Broussais (Exam. des doctr. méd., 2.ᵉ éd., pag. 380) , des sympathies méconnues , et que l'on a prises pour des efforts bien combinés du principe vital. Si l'on a pu quelquefois les désigner comme le résultat des déterminations d'un principe intelligent , la puissance vitale qu'admet M. Broussais , qui donne aux organes leurs propriétés , qui préside , selon lui , aux phénomènes de la chimie vivante, ressemble beaucoup à un tel principe. Tout médecin instruit doit comprendre le sens de ces expressions ; et si elles ont été l'occasion de quelques abus, ce n'est pas un motif de confondre les synergies avec les sympathies , de méconnaître la variété des causes et des rapports synergiques , de se refuser à l'évidence des résultats de l'observation , relativement à ce que ces rapports produisent si souvent d'utile pour la conservation de la vie , et pour la guérison des maladies.

Les phénomènes de la digestion , comme ceux des sécrétions , des excrétions et de toutes les autres fonctions , ce que l'on observe de la réciprocité d'action des organes sécrétoires qui se suppléent mutuellement , ce que l'on sait de l'espèce de correspondance qui existe entre l'état des facultés vitales , le degré de force des solides , et la consistance des fluides , ces mouvemens fluxionnaires qui portent les forces et les humeurs du centre à la périphérie , et de la périphérie au centre, la fièvre, les crises et une infinité d'autres effets qui ne peuvent pas être attribués à l'action d'un seul organe , et dont les causes sont en général trop nombreuses , trop variées, trop obscures, pour pouvoir être distinguées en détail avec exactitude, sont la suite de ce concours synergique de l'action de plusieurs organes et de plusieurs causes vers une fin déterminée.

Les irritations , comme nous l'avons vu , et comme le remarque M. Broussais (v. le chap. VII) , n'ont point de durée , ni de marche fixes. Tout ce que l'on observe de régulier dans leurs effets , et qui est indépendant de la nature ou de l'action des agens stimulans , est donc une suite de l'action des facultés des organes qu'elles intéressent, des divers genres de rapports de ces organes avec tous les autres, et avec toutes les causes des phénomènes de la vie. Ce sont donc de véritables synergies. C'est donc à ce concours de causes qu'il faut attribuer, en grande partie, les effets généraux de l'irritation, tout ce qu'il y a de plus régulier et de plus constant dans la marche, la durée, les périodes et les terminaisons des maladies.

Dans les maladies chroniques, l'irritation, faible dans son principe, se prolonge par la durée de l'action de sa cause. Elle n'est pas assez vive pour exciter des affections synergiques, pour réveiller l'action simultanée d'un grand nombre d'organes. Bornée au siége qu'elle occupe, elle produit seulement quelques affections sympathiques, isolées et distinctes. Les variations de ses effets suivent presque toujours celles d'une infinité de circonstances accessoires. La marche de ces maladies n'est ainsi, en général, ni régulière, ni constamment la même. Leurs terminaisons sont souvent d'autant plus funestes, qu'à une époque où les désordres sont assez graves pour exciter des mouvemens généraux et synergiques, ces mouvemens, trop faibles pour avoir un résultat utile, ne peuvent que hâter l'épuisement des forces.

Dans les maladies aiguës et fébriles, au contraire, ces mouvemens généraux et synergiques sont souvent les effets les plus remarquables. C'est d'eux que

dépendent, en grande partie, les caractères les plus
importans de ces maladies, leurs révolutions, leurs
terminaisons. Sans doute que la nature des causes,
la durée de leur action, le degré d'intensité de cette
action, les différences de l'organe affecté, l'influence
des circonstances environnantes, celle des tempéramens et de l'idiosyncrasie, etc., apportent à ce
sujet des modifications essentielles. Tous ces objets
sont des élémens importans de la constitution des
maladies. Mais, sans en négliger aucun, et toutes
choses égales d'ailleurs, les effets des mouvemens
synergiques excités par l'irritation, n'en sont pas
moins, le plus souvent, une partie des phénomènes
les plus remarquables de ces maladies.

Ce sont ces réactions puissantes qui rendent
la marche des maladies aiguës et fébriles moins
longue, plus régulière, plus constamment la même;
leurs périodes, leurs révolutions plus distinctes,
mieux déterminées; leurs terminaisons plus promp-
tes, plus franches, plus souvent heureuses. Ce sont
elles qui ont souvent pour résultat de détruire ou
de porter au dehors les causes d'irritation ou de
maladie, de neutraliser les qualités nuisibles de ces
causes, d'émousser leur impression sur les organes,
de rétablir la régularité des phénomènes de la vie.

Ces derniers effets, dont l'observation montre
tous les jours des exemples, ont conduit à penser
que la nature fait des efforts salutaires pour la guérison des maladies; qu'il faut respecter, favoriser

ces efforts lorsqu'ils ont une direction avantageuse; qu'il faut les contrarier, les diriger lorsqu'ils en prennent une vicieuse : et ces efforts de la nature, dont on a tant et si diversement parlé, ne sont ainsi que le résultat du concours synergique de l'action de tous les organes et de toutes leurs facultés, réglée par des lois que nous ne connaissons qu'imparfaitement, mais dont les effets sont trop évidens pour être méconnus. C'est dans ce sens que l'on a pu se figurer les maladies, comme une sorte de lutte entre les causes morbifiques et les forces de la nature.

L'irritation est l'intermédiaire entre ces deux genres de causes. Produite par les causes morbifiques, elle excite l'action des forces de la nature, c'est-à-dire, qu'elle met en action les facultés et les organes dont le concours synergique tend à la destruction, à l'élimination, à la neutralisation des causes de maladie : et l'on peut dire, dans ce sens, que l'irritation agit elle-même contre les causes qui la produisent. Elle est le premier effort, le premier obstacle que les facultés vitales opposent aux agens qui menacent nos organes.

Un corps irritant est-il porté sur un point de la membrane pituitaire, l'irritation qu'il y produit excite l'action de tous les muscles qui servent à dilater la poitrine ; à une profonde inspiration succède une expiration brusque et sonore ; et l'air, en traversant rapidement les narines, pousse violemment au dehors le corps irritant, lorsqu'il est susceptible d'être déplacé.

· Ce n'est pas qu'un principe pensant et prévoyant
excite ces mouvemens avec l'intention réfléchie
d'éloigner une cause nuisible. Les mêmes efforts
ont également lieu, lorsque la cause irritante n'est
pas de nature à être ainsi déplacée. Bien loin d'être
toujours utiles , ces efforts ajoutent souvent ainsi
au trouble qu'occasionne la cause qui les excite.
Mais il n'en est pas moins certain que ce concours
synergique de mouvemens provoqués par un seul
point d'irritation , est réellement dirigé contre la
cause de cette irritation ; et c'est au médecin à distinguer les cas où ces efforts peuvent être avan-
tageux , ceux où ils sont inutiles ou même dangereux.

La nature, dit Hippocrate (*de morb. vulg.*, *lib.* 6,
sect. 5) , agit d'elle-même , sans réflexion , sans
conseil , sans instruction. Lorsque je nomme la nature , dit Sydenham (*op. om.* , *sect.* 2 , *p.* 78) ,
j'entends désigner le concours de causes naturelles
qui , privées de toute réflexion , mais soumises à des
lois préétablies , exercent nécessairement leur action
avec ordre et avec méthode. (V. Baglivi , *op. om.*,
lib. II , *cap.* 2 , *p.* 166).

On a bien mal compris le véritable sens de ces
expressions , lorsque l'on a voulu tourner en ridicule tout ce qui a été déduit de l'observation au
sujet de l'influence puissante des efforts de la nature sur la marche , les caractères et les terminaisons des maladies ; lorsque l'on a osé dire que
rien n'avait plus retardé les progrès de la science ,

que la doctrine d'Hippocrate sur la coction et sur les crises. (Broussais, liv. cit.)

Les faits démontrent cependant tous les jours avec évidence, la vérité, l'importance de cette doctrine. L'irritation prédomine ordinairement dans la première période des maladies. Dans un très-grand nombre, l'exaltation de l'action des facultés vitales, en général, la tension, l'érétisme du tissu des organes, l'âcreté manifeste dans les matières des sécrétions et des excrétions, le trouble de toutes les fonctions, la tension, la vitesse, la dureté du pouls, la sécheresse, la chaleur âcre de la peau, etc., indiquent que l'irritation intéresse tout le systême, qu'elle altère la manière d'être des solides, comme celle des fluides ; qu'elle exerce son influence sur tous les phénomènes de l'économie animale.

Quel que soit cependant le trouble que cette irritation occasionne, elle excite des mouvemens, elle provoque des réactions qui présentent, dans beaucoup de cas, abstraction faite de quelques variétés accidentelles, de très-grandes analogies, qui ont souvent pour effet de détruire, d'éloigner, d'émousser les causes mêmes de l'irritation.

Lors même que le désordre est tel que la mort est inévitable, on reconnaît dans la succession des effets qui doivent amener cette terminaison fatale, une certaine régularité qui signale encore les efforts impuissans des forces de la vie. Mais lorsque ces mêmes forces sont, au contraire, assez puissantes pour amener une fin heureuse de la maladie, lorsqu'aucune cause, aucune complication ne viennent troubler l'ordre et la régularité de leurs mouvemens, à cet état de trouble universel ou d'irritation générale, que l'on a désigné sous le nom de crudité, succède, plus tôt ou plus tard, un état contraire, dans lequel tous les effets de l'irritation paraissent s'affaiblir.

Moins de violence dans l'action des facultés vitales, moins de tension dans les solides, moins d'âcreté dans les fluides, plus de régularité dans l'exercice des principales fonctions, caractérisent cette seconde période des maladies, pendant laquelle on a pensé que s'opérait la coction de la cause de la maladie; c'est-à-dire, pendant laquelle cette cause paraît avoir perdu de ses qualités stimulantes, ou, si l'on veut encore, pendant laquelle le calme de l'irritation des organes affectés se répand dans tous ceux qui éprouvaient l'influence de cette irritation primitive.

Enfin, dans un très-grand nombre de cas, des évacuations spontanées, des sueurs abondantes, un flux extraordinaire d'urine, des excrétions alvines, l'expectoration, des fluxions, des dépôts, des congestions plus ou moins considérables, forment la crise de la maladie et en complètent la terminaison.

Il est impossible de ne pas reconnaître dans ces phénomènes le concours synergique de toutes les causes de la vie, de toutes les forces, de tous les organes, de tous leurs rapports. Ils sont donc réellement le produit de l'action de la nature vivante.

Les fonctions les plus secrètes, celles de la nutrition, de la décomposition et de la recomposition continuelle des fluides et des solides, etc., sont évidemment intéressées dans tous les changemens que l'on observe pendant le cours du plus grand nombre de maladies, à leurs diverses époques. L'irritation, si vive dans le principe de ces maladies, ne peut, en général, se calmer que lorsque sa cause a été ou détruite, ou expulsée, ou dénaturée. Cet effet est souvent la suite du trouble même qu'a provoqué l'irritation, des divers changemens que ce trouble a occasionés. L'irritation excite ainsi les synergies; elle est elle-même un de leurs élémens, et les synergies tendent à détruire les causes de l'irritation.

Si en attribuant tous ces effets à une cause abstraite et inconnue, à la nature, nous faisons l'aveu que leurs véritables causes se dérobent, en grande partie, à nos recherches, l'observation de ces mêmes effets n'en a pas moins des conséquences du plus grand intérêt. La séméiotique nous enseigne à distinguer la tendance, la direction de ces mouvemens, de ces effets synergiques; elle nous apprend à en calculer les suites, à reconnaître les causes, les obstacles qui en troublent l'ordre et la régularité, qui les empêchent d'atteindre un but utile. Elle nous conduit souvent ainsi à prévoir l'événement heureux ou malheureux des maladies; elle nous fait apercevoir des indications, bien souvent non moins importantes que celles qui se déduisent de la cause même de la maladie, de son siége et de ses autres élémens : et ces connaissances qui, depuis Hippocrate, ont fait si peu de progrès, sont et seront toujours, dans les cas les plus difficiles, un des guides les plus assurés du praticien.

On affecte cependant aujourd'hui le mépris le plus dédaigneux pour ce genre de connaissances, pour ces résultats directs de l'observation et de l'expérience. On pense que le but unique du médecin doit être de reconnaître le siége de l'irritation où de la maladie, ce qui, dans les doctrines nouvelles, est à peu près synonyme. On ne voit que des irritations locales, primitives ou sympathiques. On réduit la pratique de la médecine à l'art de combattre ces irritations ; et l'on fait aussi peu d'attention aux causes dont elles dépendent qu'aux ressources que déploie la nature contre ces mêmes causes.

Nous avons déjà vu que, selon M. Broussais, tous les changemens qui surviennent dans les maladies sont indistinctement des effets des sympathies. Nous avons vu que ce médecin ne fait aucune distinction des causes diverses qui peuvent transporter l'irritation d'une partie sur une autre, indépendamment des sympathies, ni de celles qui, avec l'irritation, peuvent être déplacées elles-mêmes. Attribuant également tous les effets généraux de l'irritation aux seules sympathies, il ne peut trouver aucune utilité dans la distinction des périodes des maladies, dans l'observation de ce qu'elles présentent de plus régulier, de plus constant sous le rapport de leur marche, de leur durée, de leurs terminaisons. L'affection des facultés vitales, qui caractérise l'irritation simple, constituant, selon M. Broussais, l'essence de toutes les maladies, indépendamment des causes diverses qui entretiennent si souvent cette irritation, il ne peut même pas soupçonner que la destruction, l'élimination, la neutralisation de ces causes soient des conditions nécessaires pour la guérison.

Selon M. Broussais encore, les crises ne sont autre chose « que des irritations sympathiques, portées sur » les organes sécréteurs ou exhalans, ou à la péri- » phérie, devenues plus fortes que l'irritation pri- » mitive des viscères où siége la maladie, et qui se » terminent par une évacuation quelconque. » (Prop. XCIV et s.) Mais ne voyant là que le transport sympathique de l'irritation, M. Broussais ne recherche pas quelles sont les causes qui rendent cette irritation sympathique plus forte que l'irritation primitive; quelles sont celles qui déterminent l'évacuation qui doit finir la maladie. Il ne s'arrête pas à considérer que ces évacuations, pour être critiques, doivent présenter certains caractères, avoir lieu à certaines époques. Il ne les distingue nullement des évacuations symptomatiques, c'est-à-dire, de celles qui n'apportent aucun soulagement, ou qui même sont réellement nuisibles. Il ne soupçonne aucune raison de ces différences, parce que les unes et les autres de ces évacuations dépendent également, selon lui, de la seule sympathie.

C'est ainsi que M. Broussais prétend réformer la médecine; qu'il se glorifie d'avoir porté la lumière dans la doctrine obscure des sympathies, affirmant que la distinction des synergies a fait faire à la science un pas rétrograde.

Sans doute que cette distinction et beaucoup de celles dont j'ai démontré la nécessité, sont difficiles à établir. Il serait sans doute à désirer qu'elles ne fussent pas nécessaires, que l'on pût tout attribuer à la même cause; mais malheureusement il n'en est pas ainsi. Il est impossible de méconnaître l'extrême complication des phénomènes de la vie; et nos systèmes ne changent rien à la nature de choses. Leur but doit être de nous les présenter telles qu'elles sont, non telles qu'il nous est facile ou commode de les supposer. Ce n'est pas d'ailleurs en évitant les difficultés, que l'on parvient à les vaincre.

.. On a sans doute abusé quelquefois des conséquences de l'observation, relatives aux mouvemens réactifs qu'excite l'irritation. On a eu quelquefois trop de confiance pour les efforts de la nature. On a supposé à cet être abstrait une existence singulière; on lui a prêté des intentions, une prévoyance que les faits démentent à chaque instant. On a quelquefois trop négligé, par une suite de ces abus, la distinction des causes des maladies et des affections des organes; mais ces abus ne détruisent pas la vérité, et des abus contraires ne sont pas moins dangereux.

L'art possède souvent sans doute des moyens plus directement et plus promptement efficaces que les efforts de la nature, pour éloigner, pour enlever les causes d'irritation et de maladie, pour neutraliser leurs qualités pernicieuses, pour en émousser l'impression. Mais il se présente aussi beaucoup de cas où ces causes sont inconnues, d'autres cas où l'on n'a aucun moyen de les attaquer directement. Les maladies seraient donc toujours alors nécessairement incurables, si l'on n'avait jamais d'autres indications à remplir que celles qui se déduisent de la cause et du siége de la maladie, si cette cause ne pouvait jamais être détruite que par les seuls secours de l'art.

Il faut donc connaître tout ce que peuvent les réactions synergiques qu'excite l'irritation, contre les causes elles-mêmes de cette irritation, pour apprécier toute l'influence de cette affection des facultés vitales sur les maladies dont elle est un des principaux élémens; pour saisir, dans beaucoup de cas, les indications les plus importantes pour la guérison de ces maladies. Il faut donc, pour apprécier toute cette influence, pour savoir saisir ces indications, distinguer les synergies des simples sympathies, qui n'ont d'autre effet que d'étendre et de compliquer l'irritation, qui ne fournissent jamais que des indications accessoires dans le traitement de la maladie principale.   14

CHAPITRE XV.

Différences, siége de l'irritation.

L'IRRITATION serait une affection toujours la même, toujours identique, si elle avait toujours le même degré d'intensité, si elle occupait toujours le même organe, si elle se développait toujours chez des individus parfaitement semblables, si elle était toujours produite par les mêmes causes, si aucune complication ne venait jamais en altérer les caractères, en troubler la marche. On pourrait toujours la ramener à son état de simplicité parfaite, on ne confondrait jamais les simples variétés qui n'en changent pas la nature, avec les différences qui dépendent de la complication d'affections étrangères, s'il était toujours possible de distinguer toutes les causes de ces variétés et de ces différences, de séparer les effets de chacune de ces causes.

J'ai déjà montré, en grande partie, jusqu'à quel point ces distinctions peuvent être exactes dans l'état actuel de la science. On a vu, lorsque j'ai parlé des causes de l'irritation, que toutes les modifications possibles de l'état des facultés vitales, exercent une influence nécessaire sur les effets des stimulans; et cette influence est, le plus souvent, du nombre des causes qui, sans changer la nature de l'irritation, en occasionnent des variétés plus ou moins remarquables. C'est d'elle que dépend souvent le degré d'intensité de cette affection, c'est elle qui fait prédominer plus ou moins l'action de l'une ou de l'autre des facultés des organes vivans. C'est à raison de cette influence que l'irritation se manifeste quelquefois principalement par la douleur; que, dans d'autres cas, elle excite des convulsions; que, dans d'autres, elle produit le spasme; qu'elle développe des effets sympathiques plus ou moins singuliers; qu'elle se répand d'une manière plus ou moins prompte, plus ou moins facile dans tout le système.

Les autres causes des variétés de l'irritation doivent se trouver souvent aussi dans le degré d'intensité de l'action des stimulans, dans la durée de cette action, dans les qualités particulières et dans la manière d'agir de ces stimulans. On a vu cependant que ces causes ne se bornent pas toujours à produire de simples variétés de l'irritation, sans en changer la nature ou sans lui ajouter des effets qui en forment de véritables complications. On a vu que la distinction de ces complications, souvent bien difficile, est, dans beaucoup de cas, une conséquence de celle des causes qui ont produit l'irritation et des connaissances acquises sur les propriétés diverses et la manière d'agir de ces causes; que, dans d'autres cas, cette distinction ne peut être déduite que de la comparaison de la durée, de la marche, des périodes et de tous les effets des maladies, avec ce

14..

que l'on sait de l'irritation sous ces divers rapports.

Nous avons vu que l'irritation développe souvent elle-même des causes qui lui ajoutent des effets secondaires ou consécutifs, bien différens de ses effets primitifs ; et que la distinction de ces effets est indispensable, si l'on ne veut pas confondre, avec de simples variétés de l'irritation, des différences ou des complications dépendantes de causes bien distinctes de cette seule affection.

Nous avons vu enfin, que les différences et les variétés de l'irritation ne se bornent pas à ses effets particuliers et locaux ; qu'elles se manifestent également, dans le mode d'influence qu'exerce cette affection, sur des organes différens de ceux sur lesquels elle est fixée ; que cette influence ne peut pas être attribuée à la seule sympathie ; qu'elle dépend souvent du transport même des causes de l'irritation ; qu'elle est souvent la suite de l'expansion ou de l'irradiation générale de l'irritation dans tout le système ; qu'elle doit être quelquefois attribuée à des causes accidentelles ; qu'elle est souvent une conséquence des rapports nécessaires, nombreux et variés qui unissent entr'eux tous les phénomènes de la vie, qui dirigent vers un même but l'action de toutes ces causes, comme celles de tous les organes.

Pour les médecins de la nouvelle École, toutes ces distinctions sont inutiles. Ils se contentent, au besoin, pour sortir d'embarras, des modes particuliers d'irritation qu'ils ne peuvent pas déterminer,

comme le dit M. Broussais lui-même (Exam. des
doct. méd. , 2.ᵉ éd. , p. 697). Mais ce subterfuge
commode leur paraît préférable aux distinctions les
plus importantes des causes. Ils ne voient ainsi dans
les maladies, que des variétés de l'irritation, dépendantes de celles du degré d'intensité et du siége
de cette affection. Il nous reste à parler de ce dernier objet; et nous verrons encore, à cet égard, la
secte physiologique abuser de faits importans et
réellement vrais, pour en déduire de fausses conséquences.

Les différences du siége de l'irritation sont les
seules que l'on ait à remarquer, lorsque l'on compare des irritations qui, toutes choses égales d'ailleurs,
dépendent exactement des mêmes causes. Dans ces
cas, l'irritation ne peut que produire les mêmes
effets, si elle est fixée sur le même organe. Toutes
ses différences, lorsqu'elles affectent des organes
différens, sont donc évidemment la suite de celles
que présente chacun de ces organes , relativement
à ses facultés vitales, à son organisation, à ses fonctions et à ses rapports avec tous les autres.

Lorsque, au contraire, les causes de l'irritation
sont de nature différente, il n'est pas moins évident,
d'après tout ce que j'ai dit de ces causes, qu'elles
peuvent produire des effets très-différens, quoique
elles agissent sur les mêmes organes; et que, lorsque
leur action ne se porte pas sur les mêmes organes,
il faut, pour remonter aux principes des différences
de leurs effets, avoir égard, en même temps, et à

celles de l'organe irrité, et à celle des causes diverses de l'irritation.

C'est ainsi que tous les médecins exempts de préjugés et de prévention, reconnaissent que les maladies des mêmes organes présentent, en général,
entr'elles, de très-grandes analogies; mais que le
degré de ces analogies ne va jusqu'à celui d'une
identité parfaite que lorsque, ce qui est rare, ces
maladies dépendent, en tout, des mêmes causes. C'est
encore ainsi que, dans tous les autres cas, la diversité des causes apporte des différences importantes
dans les maladies des mêmes organes, malgré les
analogies dépendantes de l'identité de leur siége,
comme le concours de causes semblables développe sur des organes différens, des maladies qui
ont entr'elles des analogies importantes, malgré les
différences des organes qu'elles affectent.

Tel est, ce me semble, le résumé le plus général
des faits relatifs à l'influence que doivent exercer,
sur les phénomènes de l'irritation, les différences des
organes irrités. Dans beaucoup de cas, cette influence
produit seulement des variétés accessoires et peu
importantes, parce que les indications principales
doivent se déduire de la nature même de la cause.
Il en est d'autres cependant où les différences du
siége de la maladie présentent un plus grand intérêt.
Il en est même où elles fournissent les indications
les plus urgentes, les plus essentielles.

Lorsque l'irritation se porte sur des organes extrêmement sensibles, sur ceux dont les fonctions ne

peuvent pas être troublées sans qu'il n'en résulte
un grand danger, sur ceux qui se trouvent déjà
dans un état de maladie ou dont la sensibilité est
vivement exaltée par toute autre cause ; lorsqu'elle
attaque les organes dont les rapports sympathiques
sont très-multipliés et très-intimes, ceux aussi qui
sont frappés d'une faiblesse relative, naturelle ou
acquise ; dans tous ces cas, la considération du siége
de l'irritation est souvent la plus importante ; les
effets les plus graves et les plus dangereux sont souvent la suite de la seule affection de l'organe malade ;
il est souvent plus urgent de calmer, de déplacer
l'irritation, que d'en combattre le principe.

Il est des affections qui se présentent souvent à
l'observation, dont les causes n'ont rien de particulier et de spécifique, qui peuvent se fixer indistinctement sur tous les organes, et dont les différences
doivent par conséquent se trouver principalement
dans celles de leur siége. L'irritation simple et dé-
gagée de toute complication, est particulièrement
dans ce cas. Il est certain que les différences des
organes sur lesquels se portent ces sortes d'irritations, sont les principales causes de celles des effets
de cette affection. Il est certain que, sous ce rapport,
on doit à M. Broussais d'avoir déterminé, avec plus
d'exactitude qu'on ne l'avait fait jusqu'à présent,
l'influence importante du siége des maladies.

Il n'en est pas moins certain cependant que l'irritation fixée sur le même organe, peut aussi présenter les plus grandes différences, par la seule raison

qu'elle ne dépend pas des mêmes causes, ou plutôt, il n'est pas douteux que, si les différences les plus importantes de l'irritation simple sont la suite de celles de son siége, toutes les fois que l'irritation se complique d'effets étrangers et dépendans, ou des propriétés, ou de la manière d'agir des stimulans, ou de toute autre cause, ces complications établissent des différences, sous beaucoup de rapports, distinctes de celles que l'on peut attribuer à l'influence du siége de cette affection.

C'est ainsi que les effets d'un venin, d'un poison, d'un principe contagieux sont, en général, à peu de chose près, également graves, quel que soit l'organe sur lequel a été produite l'irritation. C'est ainsi qu'un grand nombre de maladies dont l'irritation est un élément plus ou moins important, mais que l'on ne peut pas s'empêcher d'attribuer aussi à des causes dont l'action a quelque chose de particulier et de spécifique, conservent leurs caractères distinctifs, quel que soit le siége qu'elles occupent. J'ai plusieurs fois cité à ce sujet l'exemple de la syphilis, des écrouelles, du rhumatisme, de la goutte, des dartres, etc. Les maladies aiguës fournissent à ce sujet des exemples non moins remarquables. En adoptant que les fièvres, comme on le prétend aujourd'hui, sont toutes des irritations ou des phlegmasies de la membrane muqueuse gastro-intestinale, à quoi peut-on attribuer qu'aux différences de leurs causes, celles des caractères de ces maladies, lorsqu'il est facile de démontrer que ces différences ne peuvent pas toujours dépendre du degré d'intensité de l'irritation, ni des variétés des tempéramens, ni d'autres circonstances accessoires? (V. les chap. 4, 5, 6, 7.)

La variété du siége de l'irritation ne constitue donc pas les seules différences des maladies. Puisque des causes essentiellement distinctes et différentes l'une de l'autre joignent souvent leurs effets à ceux de l'irritation, il n'est certainement pas moins important de distinguer ces causes et leurs effets, que de reconnaître le siége de l'irritation, si l'on veut pouvoir rendre raison de toutes les différences des maladies, si l'on veut ne pas laisser échapper un grand nombre de ces différences des plus essentielles.

Mais ce n'est pas ainsi que l'on raisonne aujourd'hui. « Déterminer la nature d'une maladie, nous » dit M. Broussais (liv. cit., p. 51), c'est faire trois » choses : 1.º déterminer quel est l'organe dont la » souffrance la produit; 2.º expliquer comment cet » organe est devenu souffrant; 3.º indiquer ce qu'il » faut faire pour qu'il cesse de souffrir. » Or, comme dans la doctrine de M. Broussais, un organe souffrant est un organe irrité, et que toutes les irritations sont de même nature, il s'ensuit que, dans cette doc- trine, la connaissance de la nature d'une maladie se borne à distinguer quel est l'organe qu'elle occupe.

« Un seul mode d'action, dit plus clairement » M. Alard (du siége et de la nat. des mal., t. 2, » p. 576), produit tous les mouvemens morbifi- » ques; et de la différence du siége de l'irritation

» dépendent toutes celles des maladies. » M. Saran
(Mémoires sur l'adynamie), et plusieurs autres élèves
de la même école, soutiennent aussi que c'est uniquement aux différences du siége de l'irritation qu'il
faut attribuer toutes celles de ses effets.

Cette manière de voir, qui dérive évidemment
des principes de l'auteur de la Nosographie philosophique, pour la classification des fièvres et de la
phlegmasie, ne pourrait pas être soutenue dans un
très-grand nombre de cas, si l'on n'avait pas cherché
à l'établir sur des distinctions délicates. Chaque
organe peut être évidemment atteint de maladies
trop différentes. Il serait trop contraire à l'évidence
de prétendre que les maladies de la poitrine, celles
du cerveau, par exemple, sont toutes exactement
les mêmes. Il a fallu chercher des causes de ces
différences. On a cru les trouver dans la distinction des élémens de l'organisation. On a supposé
que chacun des ces élémens pouvait être irrité indépendamment de tout autre.

C'est sur ce principe qu'est fondée la distinction
des fièvres angio-téniques, méningo-gastriques et
adéno-méningées. C'est ainsi que M. Broussais attribue les causes des plus grandes différences des
maladies, à ce que l'irritation affecte particulièrement, ou les nerfs, ou les capillaires sanguins, ou
les vaisseaux lymphatiques, ou les fibres musculaires, ou les membranes; qu'il range toutes ces
différences dans trois classes seulement : les névroses, les inflammations et les sub-inflammations.

C'est ainsi qu'il nous dit (liv. cit., p. 547), « que
» pour le médecin phisiologiste, tout l'intérêt des
» affections nerveuses est la détermination de leur
» siége ; et, pour celles qui affectent les nerfs de rela-
» tion, de déterminer les cas où le cerveau et le
» rachis sont affectés, de ceux où l'affection se
» borne aux troncs ou aux branches nerveuses,
» ainsi que ceux où les nerfs ne sont affectés que
» dans leur partie pulpeuse. »

C'est encore ainsi que M. Alard, qui place le siége
de toutes les maladies dans le système lymphatique,
cherche à trouver toutes les causes de leurs différences, dans celles des divers ordres de vaisseaux,
qui, selon lui, composent ce système et qu'il mul-
tiplie à son gré.

Il est certainement des cas où l'on ne peut pas
douter que l'irritation n'a pas été également ressentie par tous les élémens de l'organisation. Ce
que l'on sait des propriétés particulières de chacun
de ces élémens, de leurs fonctions, des modes particuliers d'affection dont ils sont le plus susceptibles, peut souvent permettre d'établir à ce sujet des
distinctions utiles.

On sait ainsi que l'irritation, lorsqu'elle intéresse plus particulièrement les nerfs, les fibres tendineuses et aponévrotiques, produit le plus souvent
des accidens nerveux, des douleurs vives, des spasmes, des convulsions ; que l'inflammation est le
plus généralement l'effet de celle des organes riches
en vaisseaux sanguins ; que celle des canaux excré-

teurs excite le plus souvent un surcroît d'action
des glandes et des organes, auxquels ils appartiennent; que l'irritation des vaisseaux lymphatiques
et des membranes séreuses, a pour principaux effets
des engorgemens glanduleux, des infiltrations, des
collections de lymphe et de sérosité, etc.

Les distinctions de ce genre, lorsqu'elles sont
exactes et certaines, ne peuvent que contribuer
utilement au perfectionnement de la science et de
la pratique de l'art. Les faits sur lesquels elles sont
fondées démontrent sans doute que les différences
des effets de l'irritation, relatives à celles des élémens organiques qu'elle intéresse, sont réellement
très-importantes et capables de modifier la nature
même des maladies.

Mais ces mêmes faits ne détruisent pas ceux qui
prouvent également que des différences non moins
importantes, sont la suite des propriétés particulières
et spéciales des causes de l'irritation ou de celles
qui la compliquent.

Ces dernières différences doivent d'autant moins
être négligées, que les mêmes élémens organiques,
les mêmes systêmes d'organe sont souvent le siége
de maladies très-différentes. Les différences de la
syphilis, des scrophules, de la lèpre et du grand
nombre de maladies que l'on attribue au système
lymphatique, fournissent à ce sujet un exemple bien
remarquable. De combien d'affections différentes,
sous divers rapports, n'est pas également susceptible le systême nerveux? On peut en dire autant

des maladies qui affectent le système sanguin, de celles des glandes, des membranes, etc., et ce n'est bien souvent qu'aux différences des causes que l'on peut attribuer celles des maladies de chacun de ces systèmes.

Dans tous les cas d'ailleurs, ces distinctions délicates des élémens organiques principalement intéressés, ne paraissent pas avoir un fondement bien certain. Des irritations violentes ou long-temps prolongées, se bornent bien rarement à un seul de ces élémens. Il est beaucoup de maladies qui intéressent à la fois toutes les facultés, tous les élémens, toutes les fonctions des organes qui en sont le siége. On voit beaucoup de lésions cadavériques dans lesquelles la désorganisation a atteint tous les élémens des parties malades; et, dans ces cas, les différences des causes sont par conséquent les seules auxquelles on puisse attribuer celles des maladies.

Il est enfin des cas où ces différences des causes sont d'autant plus importantes, que c'est à elles qu'il semble que l'on doive attribuer, au moins en grande partie, celles même du siége de l'irritation.

On sait que le mercure agit spécialement sur les glandes salivaires, quoiqu'introduit par des frictions sur des parties très-éloignées; que les cantharides appliquées sur la peau, portent leur action sur les voies urinaires; que l'opium calme la douleur et tous les effets de l'irritation nerveuse, tandis qu'il augmente l'activité du système sanguin. On sait que le principe rhumatismal affecte particulièrement les fibres musculaires, les ligamens et les tendons ; que le vice scrophuleux porte principalement son action sur le système glanduleux et lymphatique, etc.

On sait aussi que les dispositions particulières de chaque sujet modifient singulièrement ces sortes de rapports entre les élémens organiques et l'action des stimulans ; on sait qu'il est des sujets chez lesquels le système sanguin, ou le système nerveux, ou le système lymphatique sont plus ou moins susceptibles de ressentir vivement les impressions de ces agens. On sait que les différences des sexes, des âges et des tempéramens, l'influence des saisons, des climats, etc., apportent à cet égard des différences plus ou moins remarquables.

Mais quelles que soient les conséquences que l'on veuille déduire de ces faits, ces rapports particuliers entre les propriétés des stimulans et celles des divers systémes d'organes, sont trop peu connus dans leur essence, pour que l'on puisse déterminer s'ils dépendent le plus des qualités des stimulans, que des propriétés des organes. Ces deux genres de causes peuvent exercer à cet égard une influence également puissante. Si chaque organe a des propriétés qui lui font ressentir différemment l'action des stimulans, ces stimulans sont doués aussi de qualités non moins différentes, et qui doivent nécessairement se manifester, autant dans les effets de leur action sur les mêmes organes, que dans leurs rapports avec des organes différens.

Nous devons donc reconnaître, avec les médecins de tous les temps, que s'il est très-utile de distinguer le siége de l'irritation et des maladies, il ne l'est pas moins d'en distinguer aussi les causes. Pourquoi faut-il que des hommes capables d'étendre les limites de la science, se plaisent à en arrêter les progrès, à propager des erreurs qu'il importe de détruire, et qui provoquent ainsi des discussions dont l'utilité principale doit se borner à nous ramener au point d'où ils étaient partis, et à démontrer des vérités pour ainsi dire triviales?

M. Broussais, cependant, aurait droit de se plaindre si l'on affirmait qu'il n'admet absolument d'autres causes des différences des maladies que celles du degré d'intensité et du siége de l'irritation. Il reconnaît que l'asphixie complète et la syncope sont des ab-irritations (liv. cit. p. 707). Nous avons vu qu'il reconnaissait aussi un état de faiblesse chez les vieillards, chez les agonisans, chez les sujets épuisés par la disette, à la suite des grandes hémorragies traumatiques, lorsque le cours du sang est interrompu. Il reconnaît également que la classe des maladies dépendantes de la gêne de la circulation, quoique toujours liées à l'irritation, doit être distinguée de toutes les autres, parce qu'elles dépendent quelquefois de causes que l'on peut détruire (liv. cit., p. 754). Nous avons vu qu'il reconnaît encore un état de pléthore sanguine, une altération du mucus intestinal qui produit les vers, une affection de la chimie vivante, cause du scorbut.

Mais ce petit nombre d'exceptions me semble bien moins propre à confirmer la doctrine physiologique , qu'à en démontrer l'insuffisance. Si l'irritation n'est pas toujours la seule cause des maladies , il est impossible de penser que ce soit seulement dans un aussi petit nombre de cas. Il est évidemment un bien grand nombre d'autres causes , soit extérieures , soit intérieures, plus ou moins indépendantes de l'irritation, qui peuvent également troubler les phénomènes de la santé. C'est donc une erreur bien grave que d'attribuer toutes les différences des effets de ces causes, seulement à celles qui doivent résulter de la diversité des organes sur lesquels se porte leur action ; et cette expression indéterminée de mode particulier d'irritation , dont on se sert pour masquer l'insuffisance d'une telle doctrine , rentre donc bien évidemment dans la classe de ces expressions vagues et abstraites , qui se prêtent à toute sorte d'interprétations, et dont l'abus est d'autant plus fréquent qu'il est plus commode pour éviter des distinctions et des recherches difficiles , mais importantes.

FIN.

TABLE

DES CHAPITRES.

15

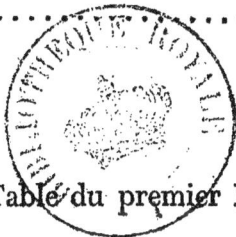

Fin de la Table du premier Mémoire.